日ごろの？をまとめて解決

整形外科ナースのギモン

編著 船橋整形外科病院 看護部　医学監修 白土英明

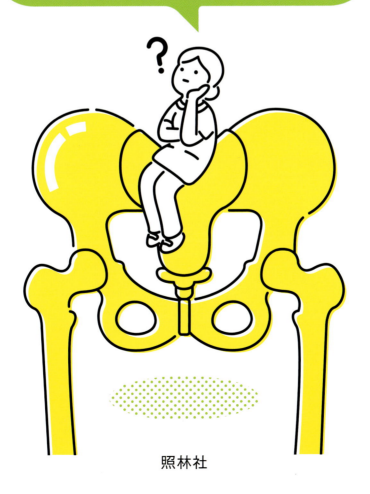

照林社

はじめに

　本書は、看護師から挙がったさまざまな質問に対して、整形外科看護を日々実践している臨床の看護師が答えるという形式の本です。

　整形外科疾患をもつ患者さんに対する看護の実践は、疾患の病態、治療法（手術・保存療法など）、薬物療法についての知識が必須です。これらの知識がないと適切な看護は実践できません。さらに、手術後の日常生活行動を拡大するためには、理学療法の進めかたも把握し、連携が必要となります。船橋整形外科病院（当院）では、人工関節、膝関節、肩・肘関節、脊椎と、それぞれに担当医師が中心となって多職種チームを組んで診療にあたっています。

　本書の編集にあたり、第一段階として院内で編集委員会を設置し、看護師全員に整形外科看護師として看護実践しているときに「疑問に感じたこと」「調べて納得できたこと」「現在でも疑問としてもっていること」を自由に列挙してもらいました。第二段階として、そこから集まった疑問の提示者にかかわらず、編集委員が執筆担当者案を作成しました。今までの研究業績や院内認定看護師資格を有している者、学会などの認定を受けている領域別の業績を加味して、最適であると考える看護師に執筆を依頼しました。全員が日常、自分たちが考えて実践していることを記述する機会だからと意欲的に取り組みました。

　当院は看護師が看護を実践するうえで必要となる知識を、随時、臨床現場で担当医師に確認できる環境にあります。整形外科看護師として熟練していても、手術や治療についての知識に齟齬があり、あらためて知識の訂正や更新が必要となることもありました。絶対的に変化しない知識（情報）は多くはなく、医学の進歩とともに新たな知識を絶えず吸収しなければならないことを、本書の執筆・編集を通じて実感しています。

　本編集にあたり大切にしたコンセプトは、看護師としてどのような知識をもって援助にあたっているかを自分の言葉で記述することです。また、文献検索や医師および他職種の方々からのご指摘やご助言を参考に、自分の知識を構築することでした。その結果、日ごろの実践を見直すことにもつながり、今後、看護の質をさらに向上させていきたいと看護師一同、思いを共有しています。

　構成は疾患の部位別に分類し、内容は総論、検査、治療、看護、リハビリテーション（以下、リハビリと表記）を含めました。また、周術期を1つのまとまりとして、重要な看護のポイントを述べています。整形外科看護に携わる方に少しでも参考にしてもらえたら幸甚です。

　最後に多くのご助言・ご意見を賜りました、当院の医師、薬剤師、理学・作業療法士、放射線技士の方々に心より感謝し、厚く御礼申し上げます。

2019年6月

船橋整形外科病院 看護部
編集委員代表
久木元　貢

編著者一覧

■編集

船橋整形外科病院 看護部

■医学監修

白土英明　　　船橋整形外科病院 病院長

■執筆（執筆順、●＝編集委員）

船橋整形外科病院 看護師

額谷洋子　　　病棟

平野敦子　　　手術室

橋本明枝　　　病棟

望月美穂　　　手術室

小松由利佳　　病棟

東元早智代　　手術室　院内認定（手術室専門）、学会認定・自己血輸血看護師

香取香子　　　病棟

吉田美保子　　病棟　学会認定・自己血輸血看護師

小磯賢一　　　病棟　院内認定（股関節・膝・肩・脊椎）、ロコモコーディネーター

● 品川良太　　　手術室

石橋佳代子　　病棟

吉野舞子　　　病棟

内田清美　　　病棟

加藤直子　　　手術室　院内認定（手術室専門）

小濱真弓　　　病棟　院内認定（人工膝）

小林志織　　　病棟

原　愛子　　　病棟

小井土実香　　病棟

濱迫友紀　　　病棟

橋本絵美子　　病棟

高木智子　　　病棟

今中祐子　　　病棟

牛木香里　　　病棟　院内認定（膝）

齋藤未来　　　病棟　院内認定（膝）

吉田　翼　　　手術室

梅原奈央　　　外来

小形松子　　　看護部長

小山智子　　　病棟　院内認定（肩）

● 植田美和　　　病棟

大池沙織　　　外来

木本麻美　　　病棟　骨粗鬆症マネージャー

伊藤和美　　　手術室　院内認定（手術室認定）

- 川上泰幸　　病棟
- 大野啓子　　手術室　院内認定（手術室専門）
- 笹森正子　　病棟　院内認定（股関節・人工膝・肩）、学会認定運動器看護師
  伊藤美雪　　病棟
  内田智子　　病棟
  藤田純子　　外来
  横山健一　　手術室
  鈴木和恵　　病棟
  上野憲一　　病棟
  鈴木夏美　　病棟
  鈴木真知子　病棟
  小柳典子　　外来　骨粗鬆症マネージャー
  山崎郁子　　外来
  平川公子　　外来
  三由香苗　　外来
  高原紀幸　　手術室
  丸山美奈子　外来
- 鈴木由起子　病棟
  伊藤美彩子　病棟
  田中潤子　　外来
  岡元久美　　外来
  福田有希子　外来
  竹内美香　　病棟　院内認定（膝）
  馬渡美香　　病棟　学会認定運動器看護師
  小林美也子　外来　骨粗鬆症マネージャー
  堀之内茜　　外来　骨粗鬆症マネージャー、ロコモコーディネーター
  井澤香織　　病棟
  木村陽子　　外来　骨粗鬆症マネージャー
  諸岡有希子　病棟　骨粗鬆症マネージャー
  今川圭子　　外来　骨粗鬆症マネージャー
  宇田川梨江　病棟　骨粗鬆症マネージャー
  髙橋敦子　　外来　骨粗鬆症マネージャー
  倉本佳世　　病棟
- 久木元　貢　病棟
  猪股ひとみ　手術室　手術看護認定看護師
  佐藤慶一　　感染対策室　感染管理認定看護師
  松本桐子　　病棟
  山口典子　　外来
  浅見美穂　　外来

CONTENTS

1 疾患・病態別①股関節

	ここだけはおさえておきたい	額谷洋子	2
Q1	THAと人工骨頭置換術の違いは何？	平野敦子	5
Q2	THAの前方進入法と後方進入法の違いは何？	橋本明枝	7
Q3	THAの手術時間はどのくらいかかるの？	望月美穂	9
Q4	一期的両側THAってどのような手術なの？	小松由利佳	10
Q5	「セメントステム」と「セメントレスステム」の違いって何？	東元早智代	11
Q6	THAの術中出血ってどのくらいなの？ 輸血が必要になる人の基準は何？	香取香子	13
Q7	自己血輸血と回収血輸血の違いは何？	吉田美保子	15
Q8	股関節術後の疼痛管理はどのようにしているの？	小磯賢一	16
Q9	THA後の入院中のADL拡大はどのようにしているの？	小松由利佳	17
Q10	THAの術後、退院後の生活について、どのような指導をしているの？	品川良太	19
Q11	THA後の貧血症状があるときはどう対応するの？	石橋佳代子	21
Q12	THA後の脱臼対策に外転枕は必要なの？	吉野舞子	22
Q13	THA後の腰痛緩和はどのようにすればよいの？	小松由利佳	24
Q14	金属アレルギーのある人に人工関節を用いて大丈夫なの？	橋本明枝	25
Q15	人工関節が入っていても飛行機には乗れるの？	橋本明枝	27
Q16	人工関節が入って体は重くならないの？ 耐用年数はどのくらい？	望月美穂	28
Q17	大腿骨頸部／転子部骨折の治療に牽引は必要なの？	石橋佳代子	29

2 疾患・病態別②膝関節

	ここだけはおさえておきたい	内田清美	32
Q18	TKAはどのような手術なの？	加藤直子	35
Q19	TKA後の入院中のADL拡大は、どのようにしているの？	小濱真弓	36
Q20	TKA後、下肢の腫脹が強いのはどうしてなの？ いつまで続くの？	小林志織	37
Q21	TKA後のアイシングは必要なの？	小林志織	39
Q22	TKA後、退院後の生活について、どのような指導をしているの？	原 愛子	41
Q23	膝に溜まった水を抜くと、くせになる？	小井土実香	43
Q24	膝関節鏡手術には、どのような術式があるの？	濱迫友紀	45
Q25	ACL損傷は女性に多いって聞くけど本当？	橋本絵美子	47
Q26	MCLやPCLよりACLの手術件数が多いのはなぜ？	橋本絵美子	48
Q27	ACL術後のCPMはなぜ必要なの？	高木智子	49
Q28	ACLR後の創部にドレーンを留置するのはなぜ？	今中祐子	51
Q29	膝関節鏡手術は、術式によって荷重制限があるのはなぜ？	濱迫友紀	52

Q30	ACLR後に支柱付き装具を付けるのはなぜ？	牛木香里	54
Q31	AKOの適応は何？	齋藤未来	55
Q32	AKOにはどのような術式があるの？	齋藤未来	57
Q33	膝関節術後の疼痛管理はどのようにしているの？	吉田 翼	59
Q34	膝関節鏡手術後のADL拡大は、どのようにしているの？	牛木香里	60
Q35	膝関節鏡手術後、退院後の生活について、どのような指導をしているの？	原 愛子	62
Q36	タナ障害ってどのような障害？	梅原奈央	63

3　疾患・病態別③肩・肘関節

	ここだけはおさえておきたい	小形松子	66
Q37	腱板断裂の原因は何？ どのような症状が生じるの？	小山智子	70
Q38	石灰性腱板炎の症状は何？ 石灰はどこに、なぜできるの？	植田美和	72
Q39	五十肩とはどのような疾患なの？	植田美和	74
Q40	腱板断裂で痛みを訴える患者さんに、関節注射は効果があるの？	大池沙織	76
Q41	バンカート修復術って、どのような手術なの？	品川良太	77
Q42	レンプリサージって何？	品川良太	79
Q43	スラップ損傷ってどのようなもの？	木本麻美	81
Q44	TSAとRSAって何？	小山智子	83
Q45	TSAとRSAの術中の出血量はどの程度なの？	伊藤和美	85
Q46	RSAでは、なぜドレーンを留置するの？	伊藤和美	87
Q47	遊離体摘出術って、どのような手術なの？	川上泰幸	88
Q48	自家骨軟骨柱移植術って何？	川上泰幸	89
Q49	肩関節の手術は、なぜビーチチェア体位で行うの？	伊藤和美	91
Q50	上肢の術後の神経麻痺に対する観察ポイントは何？	小磯賢一	92
Q51	肩関節鏡手術後の疼痛管理はどのようにしているの？	大野啓子	94
Q52	肩関節鏡手術後の入院中のADL拡大は、どのようにしているの？	笹森正子	95
Q53	肩関節鏡手術後、退院後の生活について、どのような指導をしているの？	笹森正子	96

4　疾患・病態別④脊椎

	ここだけはおさえておきたい	伊藤美雪	98
Q54	後方除圧術と後方除圧固定術の違いは何？	東元早智代	102
Q55	LLIF、TLIF、PLIFって何？	東元早智代	104
Q56	腰椎椎間板ヘルニアと診断されているのに、どうして足が痛くなるの？	内田智子	106

v

Q57	なぜ腰椎椎間板ヘルニアは再発するの？		
	手術しなくても消失するのはなぜ？	藤田純子	108
Q58	BKPって、どのような手術なの？	横山健一	110
Q59	頸椎手術の前方・後方アプローチの適応は、どのように違うの？	大野啓子	112
Q60	術後、ソフトカラーやフィラデルフィアカラーがなぜ必要なの？	鈴木和恵	114
Q61	脊椎手術後に、ドレーンを入れる目的は何？	上野憲一	115
Q62	脊椎手術後、創部に留置されるドレーンの観察ポイントは？	上野憲一	116
Q63	脊椎疾患は、手術をしてもしびれは取れないの？		
	しびれを訴える患者さんへの対応は？	鈴木夏美	117
Q64	膀胱直腸障害って何？ 治療が遅れると治らないの？	鈴木夏美	119
Q65	脊椎術後の疼痛管理はどのようにしているの？	鈴木和恵	121
Q66	脊椎術後の入院中のADL拡大は、どのようにしているの？	鈴木真知子	122
Q67	脊椎術後、退院後の生活について、どのような指導をしているの？	鈴木真知子	123
Q68	なぜ、ぎっくり腰になるの？	橋本明枝	124
Q69	神経根ブロックと硬膜外ブロックの違いは何？	小柳典子	125

5 疾患・病態別⑤骨折

ここだけはおさえておきたい		山崎郁子	128
Q70	橈骨遠位端骨折の治療で、保存療法と手術療法に分かれるのはなぜ？	平川公子	131
Q71	鎖骨骨折の治療が、保存療法と手術療法に分かれるのはなぜ？	三由香苗	133
Q72	プレート固定と髄内釘固定の適応疾患は？	高原紀幸	135
Q73	スクリューって種類別にどのような特徴があるの？	高原紀幸	136
Q74	下腿骨折で、保存療法と手術療法になる境界線はどこ？	丸山美奈子	139
Q75	骨折時、周術期の疼痛管理はどのようにしているの？	鈴木由起子	141
Q76	下肢骨折後の松葉杖歩行って、どのようにしているの？	伊藤美彩子	143
Q77	上肢・下肢骨折術後、退院後の生活について、		
	どのような指導をしているの？	鈴木由起子	145
Q78	骨折に対する徒手整復は、どのように行われるの？	田中潤子	147
Q79	肋骨骨折の合併症には、どのようなものがあるの？ 観察ポイントは？	岡元久美	148
Q80	骨折して腫れているときは、なぜシーネ固定なの？		
	ギプス固定中の合併症や看護のポイントは？	福田有希子	150
Q81	松葉杖を正しくあわせるにはどうしたらいいの？	梅原奈央	152
Q82	四肢骨折の介達牽引と直達牽引の適応は？	竹内美香	153
Q83	そもそも創外固定って何？	馬渡美香	154
Q84	超音波骨折治療器って何？	木本麻美	157

6 疾患・病態別⑥骨粗鬆症

ここだけはおさえておきたい　小柳典子　160

Q85	骨粗鬆症になると、どうなるの？	小林美也子	163
Q86	"いつのまにか骨折" って、どのように起こるの？	堀之内茜	164
Q87	骨粗鬆症の検査や診断はどのように行うの？	井澤香織	165
Q88	骨粗鬆症治療薬には、どのような種類があるの？	木村陽子	167
Q89	骨粗鬆症の薬物治療を始めるタイミングや、使い分けの基準はあるの？	諸岡有希子	170
Q90	骨粗鬆症治療薬のなかで、術前から中止しなければいけない薬剤はあるの？	今川圭子	172
Q91	骨粗鬆症の治療をすれば骨密度は増えるの？	宇田川梨江	173

7 疾患・病態別⑦関節リウマチ

ここだけはおさえておきたい　髙橋敦子　176

Q92	関節リウマチは、なぜ関節が腫れるの？	髙橋敦子	179
Q93	関節の変形が進むと手術することもあるの？	髙橋敦子	180
Q94	経口抗リウマチ薬には、どのようなものがあるの？	髙橋敦子	181
Q95	関節リウマチ患者さんへの自己注射指導のポイントは？	髙橋敦子	182

8 周術期

ここだけはおさえておきたい　笹森正子　184

① 薬剤

Q96	既往に喘息のある患者さんの鎮痛薬使用はどうしているの？	倉本佳世	186
Q97	鎮痛薬（NSAIDs）の副作用は何があるの？	倉本佳世	187
Q98	術前から休薬すべき薬剤があるのはなぜ？どのような種類があるの？	笹森正子	188
Q99	手術日に内服すべき薬剤があるのはなぜ？どのような種類があるの？	笹森正子	189

② 深部静脈血栓症（DVT）

Q100	DVT・PTE・VTEの違いって何？	竹内美香	190
Q101	整形外科でVTEに注意する理由は？	竹内美香	192
Q102	弾性ストッキングや間欠的空気圧迫法には、どのような効果があるの？	竹内美香	194
Q103	術後のVTEを予防するための運動には、どのようなものがあるの？	久木元貢	196

③ 麻酔看護

| Q104 | 全身麻酔って何？ | 猪股ひとみ | 197 |

Q105	麻酔チャートはどのようにみるの？	猪股ひとみ	199
Q106	気道確保が困難な患者さんには、どのように対応するの？	猪股ひとみ	201
Q107	全身麻酔の合併症には、どのようなものがあるの？	大野啓子	203

④ 感染予防

Q108	術前の清潔保持はどのようにしているの？	佐藤慶一	204
Q109	手術中、器械出し看護師が担う感染対策ってどのようなこと？	佐藤慶一	205
Q110	入院中の創部管理はどのようにしているの？	品川良太	207
Q111	剃毛って必要なの？	佐藤慶一	209

9 その他

Q112	V.A.C.®療法って、どのような治療なの？ 看護のポイントは？	松本桐子	212
Q113	蜂窩織炎って何？	平川公子	214
Q114	アキレス腱が切れるのはどのようなとき？ 診断はどのようにするの？	平川公子	216
Q115	体外衝撃波治療って、どのような治療なの？	山口典子	217
Q116	ばね指、手根管症候群って何？	浅見美穂	218

本誌に登場する主な略語 ① ——————— 174
本誌に登場する主な略語 ② ——————— 210
索引 ——————— 220

装丁：ビーワークス　本文イラストレーション：みやよしえ
本文デザイン：藤田美咲　DTP制作：広研印刷株式会社

●本書で紹介している検査・治療・ケア方法などは、実践により得られた方法を普遍化すべく努力しておりますが、万一本書の記載内容によって不測の事故等が起こった場合、著者、出版社はその責を負いかねますことをご了承ください。
●本書掲載の写真は、臨床例のなかからご本人・ご家族の同意を得て使用しています。
●本書に記載している薬剤・材料・機器等の選択・使用方法については、出版時最新のものです。薬剤等の使用にあたっては、個々の添付文書を参照し、適応、用量等は常にご確認ください。

1

疾患・病態別①

股関節

ここだけはおさえておきたい

1 股関節

額谷洋子

解剖生理

　股関節は、寛骨臼（骨盤のお椀の形状をした部分、臼蓋ともいう）と大腿骨頭からなる球関節です。ヒトの関節のなかで最大の滑膜関節です。
　股関節には三次元的動き以外に、十分な荷重に耐え得る安定性が要求されます。そのため==大腿骨頭を寛骨臼が深く包み込む臼状の関節==です（図1）。

検査

　X線・CT検査にて、骨折の有無や寛骨臼と大腿骨頭の間のスペース（**関節裂隙**）、脚長差などをみて、病期の診断、手術適応について考えます。

図1　股関節（大腿骨頭と寛骨臼）の構造

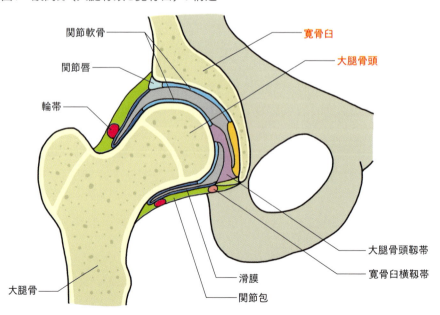

主な疾患と治療

●大腿骨骨折

大腿骨骨折においては、大腿骨の部位（図2）により、①大腿骨頸部骨折、②大腿骨転子部骨折、③大腿骨転子下骨折、④大腿骨骨幹部骨折、に分けられます。

大腿骨骨折は骨粗鬆症を有する高齢者に多く、転倒が原因による骨折です。高齢者にとって寝たきりの誘因ともなるので、早期手術・リハビリが重要です。手術療法として、**骨接合術**や**人工骨頭置換術**（bipolar hip arthroplasty：BHA）（➡ Q1）、**人工股関節全置換術**（total hip arthroplasty：THA、➡ Q1）が行われます。

●大腿骨頭壊死症

大腿骨頭が阻血性の壊死をきたし、大腿骨頭の圧潰、変形が生じ、二次性の**変形性股関節症**に至る疾患です[1]。

原因として、ステロイドの投薬、アルコールの多飲、大腿骨頸部骨折や股関節脱臼などの外傷が挙げられます。

治療は、手術療法として**骨切り術**やTHAが行われます。

●変形性股関節症

さまざまな原因により軟骨が摩耗し、骨頭や寛骨臼の変形が進み、疼痛によって**日常生活動作**（activities of daily living：ADL）が障害される疾患です。

治療の第一は、薬物療法により痛みの軽減に努め、生活指導として主に体重コ

図2　大腿骨の部位

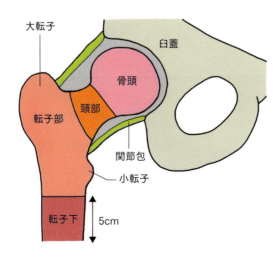

ントロールを行い、股関節への負担軽減を図ります。運動療法として、股関節周囲筋の強化により、股関節の安定性を高めます。痛みの改善がみられず、日常生活の質（quality of life：QOL）の低下が著しい場合に手術療法が行われます。

　変形性股関節症の病期が進行期～末期の患者において、THAが行われます。これは、障害を起こしている股関節部分を**人工関節（インプラント）**に置き換える手術です。

　人工股関節は寛骨臼に取り付ける、カップ・ライナー・ヘッド（骨頭）・ステムからできています（→Q16）。材料やデザイン、手術手技の進歩により術後短期間で機能回復できます。

　THAには股関節へのアプローチの違いによる分類で、後方進入法・側方進入法・前方進入法があります。当院では筋肉を分けて進入する**前方進入法**（direct anterior approach：**DAA**、→Q2）で行っています（図3）。

周術期の看護

　高齢者が多く、早期離床・早期歩行により肺炎や認知症の進行予防に努めます。また手術直後から足関節・足趾動運動を行い、**静脈血栓塞栓症**（venous thromboembolism：**VTE**）の予防を行います。股関節の脱臼予防として、術前より禁忌肢位（→Q10）の説明指導を行い、術直後より脚長差や急な股関節痛の出現などを観察して、早期発見につなげます（→Q12）。

　その他の合併症対策として、創部からの出血・創部感染徴候を観察し、術後腓骨頭の除圧に留意して腓骨神経麻痺の予防に努めます。

図3　前方進入法（DAA）の体位と皮膚切開

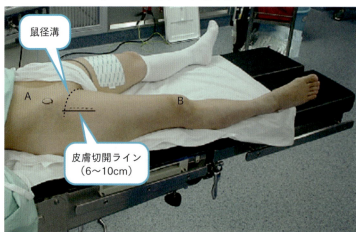

A：上前腸骨棘
B：腓骨頭

文献
1）舘田健児：大腿骨頭壊死症．整形外科看護 2015；20（秋季増刊）：58．
2）老沼和弘：両側同時人工股関節置換術．Bone Joint Nerve 2015；4：761-766．

1 股関節

Q1 THAと人工骨頭置換術の違いは何？

A THAは大腿骨頭、寛骨臼の両方が傷んでいるときに用いられる手術です。人工骨頭置換術は大腿骨頭のみが傷んでいる場合（寛骨臼は正常）に適応となります。

手術室
平野敦子

THAと人工骨頭置換術では適応となる病態が異なる

人工股関節全置換術（THA）と人工骨頭置換術は、ともに股関節の病変を切除し、人工物で代用する手術手技です。

1. THA

THAは股関節の変性、破壊による疼痛、可動域制限が生じ、歩行を含めたADLの低下に対して選択される治療法の1つ[1]です。股関節を構成する大腿骨頭と寛骨臼の両方を人工物に置換します（図1）。

大腿骨頭、寛骨臼の両方が傷んでいる場合にTHAの対象となります。

適応となる疾患は、**変形性股関節症、関節リウマチ、大腿骨頭壊死症**です。

2. 人工骨頭置換術

大腿骨頭のみを人工物に置換する方法です（図2）。

寛骨臼は正常で、大腿骨頭のみ傷んでいる場合に、人工骨頭の対象となります。

適応となる疾患は**大腿骨頸部骨折、大腿骨頭壊死症**です。なかでも、高齢者の転倒に伴う大腿骨頸部内側骨折に対して行われることが多い[1]です。

図1 THAの術前・術後（X線画像）

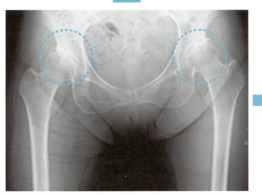
術前
●関節軟骨が摩耗し、関節の隙間が狭くなっている

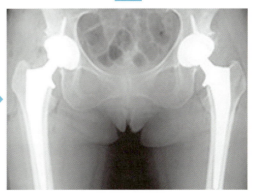
術後
●白色部分が置換した人工関節である

図2 人工骨頭置換術の術前・術後（X線画像）

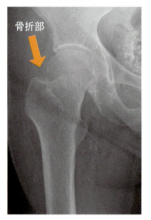

術前
骨折部
● 大腿骨頸部に骨折がみられる

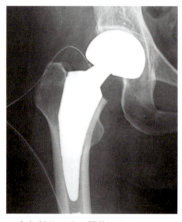

術後
● 白色部分が人工関節である

THAでは寛骨臼側にインプラントが挿入される

THAでは、寛骨臼が傷んでいる場合に適応となるため、寛骨臼病変部の切除が必要となります。その際、半球状の溝刃のついた器械を回転させ、寛骨臼を拡掘する手順（リーミング）が加わり、寛骨臼側インプラント（カップ）が挿入されます（図3）。

両手術ともに、セメントを用いる・用いない場合があります。

股関節へのアプローチには前方、前側方、後側方、後方進入の方法があり、術者により異なります（→ Q2）。

図3 THAにおける人工関節（インプラント）

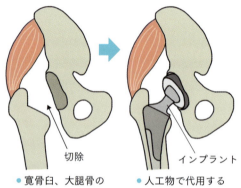

切除
● 寛骨臼、大腿骨の病変部を切除する

インプラント
● 人工物で代用する

文献
1) 飯田寛和：実践 整形外科手術マニュアル 下肢編. オペナーシング 2005；20（春期増刊）：12-35.

1 股関節

Q2 THAの前方進入法と後方進入法の違いは何？

前方進入法は大腿筋膜張筋と大腿直筋の間から進入します。後方進入法は大殿筋と外旋六筋を切離して、骨頭に進入します。

病棟
橋本明枝

　人工股関節全置換術（THA）のアプローチは、大きく分けて3つに分類されます（表1）。

前方進入法は術後合併症が少なく、早期のリハビリ・退院が可能

　前方進入法（DAA、図1-①）は骨頭の位置が見えやすく、インプラントを正確に設置できます。当院では、全症例で前方進入法にてTHAの手術を行っています。

　前方進入法によるTHAは、大腿筋膜張筋の筋膜を切開し、関節包へと進入していきます。筋肉の切離は行わずに、大腿筋膜張筋と大腿直筋（縫工筋）の間からアプローチする方法です。

　手術は仰臥位で行い、皮膚切開（皮切）は6～10cm程度です。筋肉を切開しないため、術後の後方脱臼のリスクもほとんどなく、術後疼痛も少ないです。筋肉の縫合不全などの危惧もありません。また、体位変換の必要がないので、一期的両側手術（両側同時手術）が可能となります。

　この前方進入法は、坐骨神経と大腿神経の支配領域の境目からのアプローチなので、脱神経のリスクも低く、術翌日には全荷重でのリハビリが開始でき、早期の退院も可能です。

　唯一の難点は、骨頭切離後の大腿骨を持ち上げてステムの挿入を行うため、医師の技量が必要なことです。

表1　THAのアプローチ法

分類	方法
前方アプローチ	❶前方進入法（direct anterior approach：DAA、図1）
	❷前側方進入法（anterolateral supine：ALS）
側方（外側）アプローチ	❸側方（外側）進入法（direct lateral approach：DLA）
後方アプローチ	❹後方進入法（posterior approach：PA、図2）
	❺後側方進入法（poster lateral approach：PLA）

図1　前方進入法・後方進入法の比較

方法	①前方進入法（DAA）	②後方進入法（PA）
アプローチ（進入路）	大腿筋膜張筋と大腿直筋（縫工筋）の間	大殿筋縦割
筋切離の有無	なし（筋間切開）	外旋広筋切離
手術の体位	仰臥位	側臥位
一期的両側手術	体位変換なしで可能	体位変換が必要
脱臼肢位	伸展＋内転＋外旋	屈曲＋内転＋内旋
メリット・デメリット	● 正確なインプラント設置が可能 ● 術後疼痛が少ない ● 神経損傷リスクが低い ● 後方脱臼しにくい ● リハビリ開始が早い ● 術者の技量が必要	● ステムの挿入が容易 ● 術後疼痛がある ● 後方脱臼のリスクがある ● リハビリ開始が遅れる

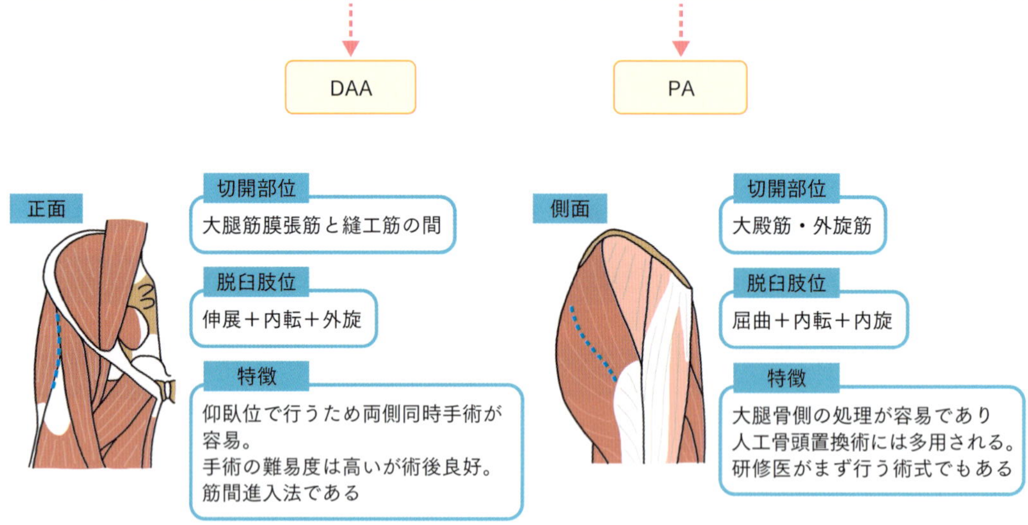

DAA

PA

正面

切開部位
大腿筋膜張筋と縫工筋の間

脱臼肢位
伸展＋内転＋外旋

特徴
仰臥位で行うため両側同時手術が容易。
手術の難易度は高いが術後良好。
筋間進入法である

側面

切開部位
大殿筋・外旋筋

脱臼肢位
屈曲＋内転＋内旋

特徴
大腿骨側の処理が容易であり人工骨頭置換術には多用される。
研修医がまず行う術式でもある

後方進入法は多く実施されているが、リハビリの遅れや脱臼リスクがある

　後方進入法（PA、図1-②）は、これまでTHAの主な術式でした。昨今、前方・前側方アプローチでの手術が増えてきたため、全体に占める割合は減ってきましたが、今も多く行われています。

　手術は側臥位で行うため、両側同時手術には、体位変換が必要です。皮切は大腿骨側の視野の確保が大きくできるため、ステムの挿入が容易です。

　術後は、筋切離をしているためリハビリの開始が遅れてしまうことと、後方への脱臼リスクがあります。

1 股関節

Q3 THAの手術時間はどのくらいかかるの？

A 手術時間は片側で40〜50分、両側で約80分です。

手術室

望月美穂

股関節への進入方法によって手術所要時間は異なる

人工股関節全置換術（THA）の体位には、側臥位や仰臥位があります。

股関節への進入方法によって、術野の展開や術操作が異なり、手術所要時間も変わります。

当院では、前方進入法による手術を仰臥位で行っています。前方進入法では、股関節周囲の筋組織を切離せずに人工関節を設置します。

THAの手順は、①皮膚切開から寛骨臼の展開→②寛骨臼リーミングからカップ設置→③大腿骨ラスピングからステム設置→④閉創と、大きく4つに分けられます。

前方進入法における①〜③までの各操作のおおよその所要時間を表1に示します。

セメントステムでは、時間がやや長くなる場合も

THAでは、大腿骨に挿入するコンポーネントに骨セメントを使用するタイプ（セメントステム、→Q5）もあります。この場合、骨セメントの準備や状態を確認するために、多少の時間を要する場合もあります。

スムーズな手術を行うには、手術室スタッフの教育も重要

手術がスムーズに進行するためには、間接介助の手術進行にあわせた動きはもちろんですが、直接介助のスキルがポイントになります。手術器械を最小限にすることで、術前の準備や、術中の器械出しが容易になります。

また、直接介助を行う器械出し看護師を教育する過程で、もたついたり、器械を渡すタイミングが遅れるといった手術進行に影響することは避けられません。当院では器械出し看護師に対する教育に、手術の動画を活用しています。視聴することで、執刀医や助手の動きにあわせた器械出し業務のイメージがつき、スタッフからも好評です。

文献
1) 古澤志穂，大野啓子，老沼和弘：人工股関節全置換術の各操作段階における術中出血量の調査．*Hip Joint* 2013；39：26-27.

表1 前方進入法における各所要時間

手順	所要時間
皮膚切開から寛骨臼の展開	約16分
寛骨臼リーミングからカップ設置	約11分
大腿骨ラスピングからステム設置	約15分

古澤志穂，大野啓子，老沼和弘：人工股関節全置換術の各操作段階における術中出血量の調査．*Hip Joint* 2013；39：26. より引用

1 股関節

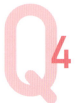

一期的両側THAってどのような手術なの?

一度の手術で片方ずつTHAを行い、両側のTHAを施行する手術です。

病棟
小松由利佳

脱臼リスクが少なく、ADLや経済的負担などでメリットも

　一期的両側THAの適応としては、両側の末期股関節症であること、両股関節に強い痛みがあること、全身状態が良好であること、さらには患者さんが両側の手術を希望されることが条件となります。また、進行期であっても将来的に末期となる可能性が高い場合も、手術の適応となることがあります。

　前方進入法（DAA）での人工股関節全置換術（THA）は、仰臥位で手術を行うため、術中に体位変換をする必要がなく、一期的両側手術に有利です。また筋温存にすぐれているため、脱臼リスクが少なく、手術後より自力での体位変換が可能です。

　利点としては、一期的両側手術は二期的に手術を行うよりも歩行訓練やADLの訓練は行いやすく、ADLの改善は早く得られます。リハビリを進めるうえで、片側手術との差はほとんどなく、当院では片側手術と同様に、手術翌日より立位・歩行訓練を開始します。また、入院費など経済的にも負担が軽くなることが挙げられます。

治療法の選択時は医師・患者と慎重に相談する

　一期的両側手術の場合は、病変の進行期のほか、年齢や重篤な合併症・貧血の有無、患者さん自身が両側の手術を希望されているかなどの確認も重要となります。患者さんの身体状態、生活環境、心理状況などをふまえたうえで、慎重に医師と相談し、一期的両側手術を行うかを決める必要があります。

　しかし、一期的両側THAは手術侵襲が大きいことや合併症も多くなりやすいため、身体状況や既往などを考慮し、二期的両側THAを選択する場合もあります。

術前に自己血貯血を行い、出血に備える場合もある

　手術が決まった際は術中の出血に備え、自己血貯血（→ Q7 ）を事前に行う場合もあります。貯血の有無や貯血量は、医師の指示や貧血の有無などにより決まります。

1 股関節

Q5 「セメントステム」と「セメントレスステム」の違いって何？

A ステムを大腿骨に固定させるため、骨セメントを用いるのがセメントステムです。セメントレスステムでは骨セメントが必要ありません。

手術室
東元早智代

ステムと骨を結合させる手法が異なる

一般的に、**セメントステム**（図1-①）の表面は、鏡のようにツルツルした加工で、骨とインプラントの間に骨セメントが入り込み、固まることにより固定されます。

一方、**セメントレスステム**（図1-②）の表面はザラザラしており、体内に埋め込まれた後、その隙間に骨が徐々に入り込むことで固定される特殊な加工（ポーラスコーティング）が施されています。

若くて骨質がよい患者さんはセメントレス、高齢で骨粗鬆症や関節リウマチの患者さんにはセメント固定、と使い分けすることもありますが、その適応は施設によって異なります。人工関節登録調査2017年度の報告[1]によると、人工股関節全置換術（THA）において寛骨臼側、大腿骨側ともに骨セメントが使用された割合は6.7%、寛骨臼側、大腿骨側のいずれかに骨セメントが使用されたハイブリッドは12.5%、セメントレスが80.4%、不明が0.5%でした。

また、セメント固定の利点として、術後すぐに固定性が得られる、どの形状の骨にも適合しやすい、過度な打ち込みによる骨折のリスクが少ない、などが挙げられます。

骨セメント使用時は、血圧低下や塞栓症に注意

骨セメントを海綿骨に挿入後20秒～5分にわたり、血圧が低下することがあります。出血による循環血液量の減少や、心肺機能に不全がある場合は、測定不能になるほどの血圧低下を示すことがあるため、事前に循環血液量不足を輸液で補うことや、セメント使用直後は酸素吸入量を増加させるなどの対応を検討します。

また、骨セメント使用部位の周囲にある血管中に**脂肪塊**が生じ、これが心臓や肺に運ばれ**塞栓**が生じることがあります。セメント挿入前は髄腔内の洗浄をしっかりと行い、脂肪を除去するようにします。

文献
1) 日本人工関節学会日本人工関節登録制度事務局：日本人工関節登録調査2017年度報告書，2018. http://jsra.info/pdf/2017-report.pdf（2019.4.10. アクセス）

図1 セメントステムとセメントレスステムの違い

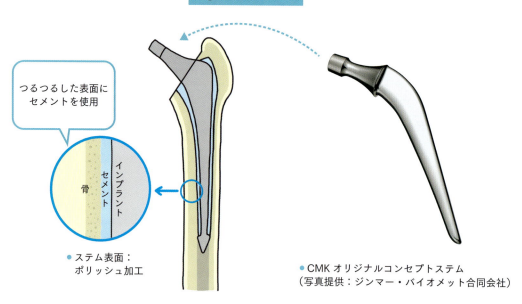

①セメントステム
つるつるした表面にセメントを使用
- ステム表面：ポリッシュ加工
- CMK オリジナルコンセプトステム（写真提供：ジンマー・バイオメット合同会社）

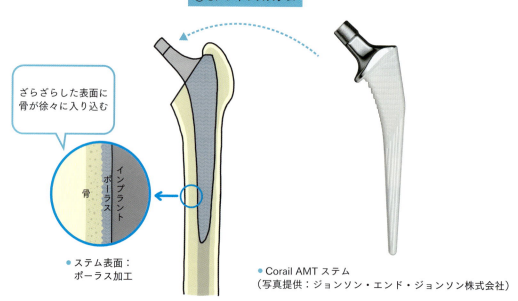

②セメントレスステム
ざらざらした表面に骨が徐々に入り込む
- ステム表面：ポーラス加工
- Corail AMT ステム（写真提供：ジョンソン・エンド・ジョンソン株式会社）

1 股関節

Q6 THAの術中出血ってどのくらいなの？ 輸血が必要になる人の基準は何？

A 平均出血量は片側THAで331g、両側THAで471gです（2017年度）。術後1日目の血液検査でHb7g/dL以下で輸血を推奨し、Hb7〜9g/dLは患者の状態次第で決まります。

病棟　香取香子

THAの術中出血量は、患者の状態によって異なる

出血量を抑えるため、人工股関節全置換術（THA）の麻酔導入時にトラネキサム酸（1,000mg）を経静脈投与します。また、閉創前にもトラネキサム酸（1,000mg）の局所投与を行います。

変形が強い患者さんは、手術時間が長くなり、骨の掘削量が多いので、骨髄からの出血も増えます。また、股関節手術の既往歴があると、癒着部からの出血が多くなります。

年齢では、高齢なほど出血量は少ない傾向にあります。

体重は、重いほど循環血液量が多いことから、出血も多くなる傾向にあります。

抗血小板薬、抗凝固薬は手術前に休薬していますが、出血が多くなることがあります。

Hb量によって輸血を判断、両側THAでは自己血貯血を実施する

同種血輸血の適応は、術後1日目の血液検査でヘモグロビン濃度（Hb）7g/dL以下で輸血を推奨し、Hb7〜9g/dLは患者さんの状態をみて決めています。

しかし、輸血には一定のリスクが伴うため、リスクを上回る効果が期待できるかを十分に考慮して、適応を決める必要があります。

同種血輸血を回避するために、両側THAでは全例に対し自己血回収装置（図1）を使用し、出血回収式自己血輸血（図2）を行っています。

図1　自己血回収装置（一例）

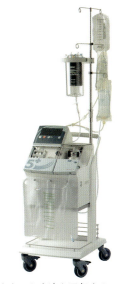

- 手術中に出血した血液を回収する
- セルセーバー5プラス
（ヘモネティクスジャパン合同会社）

また、両側THAを受ける患者さんは、入院前に200〜400mLの**貯血式自己血輸血**（→Q7）をしています。しかし、回収血が有効なので、実際には両側例でも低体重でなければ、貯血式自己血輸血は行わないこともあります。

　片側THAでは、ほとんど貯血式自己血輸血は行っていません。しかし、45kg以下の低体重患者、高度変形や術前に貧血がある場合、股関節の手術既往がある場合には貯血式自己血輸血を行います。

文献
1) 東元早智代：両側同時人工股関節全置換術における術中回収式自己血輸血の有用性．自己血輸血 2016；29(1)：53-57.
2) 厚生労働省医薬食品局血液対策課：「輸血療法の実施に関する指針」（改訂版）．平成17年9月．https://www.mhlw.go.jp/new-info/kobetu/iyaku/kenketsugo/5tekisei3a.html（2019.4.10．アクセス）

図2　出血回収式自己血輸血（回収式）のしくみ

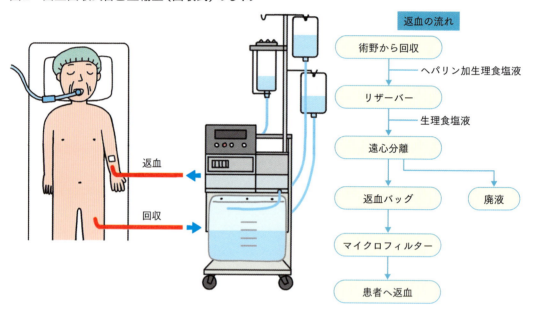

1 股関節

Q7 自己血輸血と回収血輸血の違いは何？

自己血輸血は、術前・術中に採取した自分の血液を術中・術後に返血・輸血する方法です。回収血輸血は、自己血輸血の一種で、手術中に創部から出血した血液を術中・術後に返血します。

吉田美保子

　自己血輸血には、大きく分けて以下の3つの方法があります。いずれの方法にも長所と短所があるため、自己血輸血の方法は主治医と相談して選択します。当院では、症例に応じて2、3の方法を使用しています。

1. 術直前採血・血液希釈式（希釈式）[1]

　手術室で全身麻酔導入後、一度に1,000mL前後の自己血を採血し、その後に代用血漿の輸液を行い、患者さんの体内の血液を薄める方法です。

　手術終了時に、血液を返血します。

2. 出血回収式自己血輸血（回収式）[1]

　術中・術後に出血した血液を回収し、返血する方法です（→Q6）。

　手術中の出血を吸引によって回収し、遠心分離器で赤血球だけを回収して返血する**術中回収法**（当院では、こちらを使用）と、手術後に出血した全血をフィルターに通して戻す**術後回収法**があります。

3. 貯血式自己血輸血（貯血式）[1]

　手術前に2～3回採血を行い、採血した血液を術中・術後に患者さんに輸血する方法です（図1）。自己血を全血として、そのまま4～6℃で冷蔵保存します。保存液として、CPD（citrate-phosphate-dextrose）を使用する場合には21日間、CPDA-1（citrate-phosphate-dextrose-adenine）を使用する場合には35日間の保存が可能です。

文献
1) 脇本信博編著：実践・輸血マニュアル〜自己血輸血から輸血療法全般の理解を求めて〜．医薬ジャーナル社，大阪，2012：74-77．

図1　貯血式自己血輸血（貯血式）のしくみ

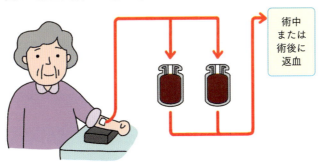

1 股関節

Q8 股関節術後の疼痛管理はどのようにしているの?

A 創部痛や創周囲炎症に対して、内服薬や坐剤を使用して疼痛管理に努めます。

病棟
小磯賢一

生体防御反応による術後疼痛には術中から鎮痛薬を投与する

手術による侵襲によって生体防御反応が起こり、創周囲に炎症が発生します。それにともない、術後疼痛も出現します。

当院では、手術中から鎮痛薬(フェンタニルクエン酸塩、坐剤としてジクロフェナクナトリウム)の投与や、持続皮下注射(フェンタニルクエン酸塩を含有)を留置し、術後の疼痛緩和に努めています。病棟へ帰室後も、筋肉注射(ペンタゾシン)や坐剤を用いて、手術当日の疼痛管理を行います。

手術翌日からは痛みの程度に応じて、内服薬(ジクロフェナクナトリウムなど)や坐剤を朝のリハビリ前と眠前に使用します。そうすることで、疼痛や患部の炎症を緩和し、日中の生活やリハビリ、夜間の睡眠を妨げることなく過ごすことができます。

創部痛以外の疼痛について

手術前に股関節痛があることで、患側大腿部の筋肉は拘縮しています。手術により股関節が正常な位置に戻ることで、大腿部の筋肉が伸展されます。さらに、手術後のリハビリや歩行時に大腿部の筋肉を使うことで、筋線維や周囲組織に微細な傷ができて炎症を起こし、筋膜を刺激して**筋肉痛**になります。

筋肉痛があると、リハビリ意欲の減退や歩行を制限しがちになり、ADL拡大につながらない場合があります。

筋肉痛に関しては、湿布剤(ロキソプロフェンナトリウム水和物やケトプロフェンなど)の使用や、大腿部のセルフマッサージを指導し、リハビリ時以外でも筋肉痛の緩和が図れるように努めます。

文献
1) 内尾祐司:痛みのくすり 鎮痛薬. 整形外科看護 2018;23:10-17.
2) 松本秀男:痛みのくすり 抗炎症薬の外用薬. 整形外科看護 2018;23:18-20.

1 股関節

Q9 THA後の入院中のADL拡大はどのようにしているの？

A 前方進入法（DAA）では、術後翌日より立位・歩行訓練を開始し、退院までに杖歩行・階段昇降・靴下着脱動作などのリハビリを行います。

病棟　小松由利佳

前方進入法は早期にリハビリを開始できる

人工股関節全置換術（THA）の術式として、仰臥位で筋組織を切離せず行う前方進入法（DAA）では、筋肉などの縫合不全の心配が少なく、早期にリハビリを進めることができます。

1. 術当日：体位変換、ベッドアップ

当院では術当日は基本的にベッド上安静ですが、体位変換、ベッドアップ、飲水が可能です。希望者には術後3時間より看護師付き添いのもと、ベッド端座位も実施しています。

体位変換時は、脱臼の禁忌肢位（→Q10）と注意点を説明し、患者さんが安全な方法で体位変換できるか確認したのち、自力でも可能です。

2. 術後1日目：立位・歩行訓練

立位・歩行訓練を開始します。疼痛、血圧、呼吸状態、悪心・嘔吐の有無や、従来の歩行能力、下肢筋力など患者さんの状態をみながら、日常生活動作（ADL）を拡大していきます。

ベッドからの起居動作を獲得し、歩行器や杖などを使用してトイレ歩行が可能になれば、尿道留置カテーテルを抜去します。

3. 術後2日目以降：シャワー浴、杖歩行

感染徴候がなければ、シャワー浴が可能となります。シャワー時は転倒に十分注意し、シャワー動作のほか、衣服の着脱動作が獲得できているかなどを確認し、転倒や脱臼予防に留意した指導を行います。その後は、自宅などでの生活を見据えてリハビリを行います（表1）。

退院後は自宅でのセルフリハビリが中心となります。術前からセルフリハビリの指導を行いますが、術後にも再度指導し、患者さんが継続できるよう支援します（→Q10）。

文献
1) 笹森正子，橋本明枝，橋本絵美子：人工股関節全置換術後 短期クリニカルパスの検討．Hip Joint 2017；43：S1-S4．
2) 小形松子：前方進入法による人工股関節全置換術について—当院における周術期看護の実際—．整形外科看護 2016；21：91-97．

表1　当院におけるTHA後のADL拡大でのおおまかな流れ

時期	めやす	リハビリの内容
術当日	● 寝返り、ベッドアップ	● 特になし
術後1日目	● 歩行器～T字杖歩行	● 可動域訓練、起き上がり訓練、立ち上がり練習 ● 歩行器での歩行、トイレ動作訓練
術後2日目	● T字杖歩行、階段昇降 ● シャワー浴	● 歩行器・T字杖での歩行、階段昇降
術後3日目～退院	● 階段昇降、床上動作、靴下動作、屋外歩行 ● シャワー浴	● 階段昇降自立、床上動作訓練、靴下着脱動作訓練、屋外歩行訓練 ● 退院指導、生活指導
術後3週～3か月	● 外来リハビリ	● ホームエクササイズ（セルフリハビリ）、筋力訓練など

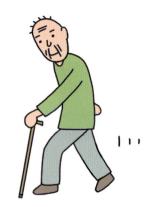

1 股関節

Q10 THAの術後、退院後の生活について、どのような指導をしているの？

A 創部管理方法や禁忌肢位の確認などを指導しています。

手術室
品川良太

創部の感染に注意して、異常があれば病院へ連絡

　人工股関節全置換術（THA）後の創部には、皮膚接合用テープ（ステリストリップ™）が貼付してあるため、自然に剥がれるまでそのままにして、自分で剥がさないように指導します。シャワー浴では擦らずに洗い、清潔を保つようにします。

　出血や滲出液などの異常がある場合は病院へ連絡し、必要時は受診してもらうよう伝えます。遠隔部位感染の予防のため、齲歯や風邪などの対策を行い、罹患時は放置せず受診するように指導します。

　退院後は腫脹や熱感が増強する場合があるため、下肢挙上やアイシングなどの対応を指導しておきます。

静脈血栓塞栓症や脱臼を予防する方法を伝える

　静脈血栓塞栓症（VTE）を予防するため、飲水を促し、足関節の底背屈自動運動を行うように指導します。車や電車に乗る場合は、**弾性ストッキング**を着用するようアドバイスします（➡ Q103）。

禁忌肢位を確認し、脱臼が疑われる際はすぐに連絡する

　術前から術後3週間以内での**禁忌肢位**（図1）について説明します（➡ Q12）。

　術後から脱臼肢位をふまえた起居動作・靴下着脱方法などを指導し、退院時までに開排位での靴下着脱動作（図2）が可能となるよう支援します。

　退院前に、禁忌肢位を再度確認します。万が一、患肢に力が入らなくなり歩行不可になった場合は、脱臼が疑われ早急な治療が必要となるため、すみやかに連絡・受診してもらうよう伝えます。

自宅でのリハビリ方法を指導する

　手術による股関節周囲筋の伸張により、大腿部の張り感や疼痛が出現し、股関節の可動域制限をきたします。そのため、股関節周囲筋のストレッチを行い、股関節の可動域が向上するよう促します。

　ストレッチ方法は、入院中に理学療法士（PT）から指導を行い、自宅でも実施してもらうようにします。

術後3週間で禁忌肢位動作も可能に

　退院後、自宅でのストレッチ運動、外来で

図1　術後3週間までの禁忌肢位

正座・内股座りなどの捻る姿勢　　背伸びなどの反る姿勢　　しゃがみ込みなどの曲げる姿勢

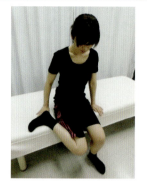 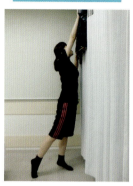 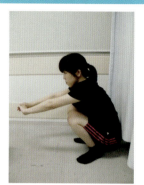

＊本書内における肢位・動作の写真はモデルによるものです

図2　靴下着脱動作

開排位＋座位　　開排位＋端座位　　長座位　　後方屈曲位

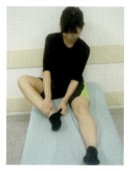 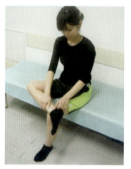 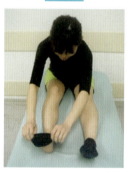 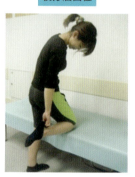

のリハビリ通院・医師の診察のもと、ADLの制限が徐々になくなっていきます。経過をみながら徐々に外出や旅行、仕事ができるようになります。

　医師の許可のもと、術後3週間以降は禁忌肢位動作も可能になり、スポーツができるようになります。当院でのスポーツ復帰率は90％以上です。

文献
1) 市村梨江，高畠昌子，高木智子，他：人工股関節全置換術後の靴下着脱指導について．*Hip Joint* 2014；40：49-51．

1 股関節

Q11 THA後の貧血症状があるときはどう対応するの？

A 自覚症状がある場合は、無理な活動はせずに安静にして、様子を観察します。歩行時は転倒に注意して、必要に応じて輸血（自己血輸血）を施行したり、鉄剤を処方することもあります。

病棟
石橋佳代子

貧血は、血液中のヘモグロビン濃度（Hb）の減少と定義され、WHO基準では成人男性は13g/dL未満、成人女性では12g/dL未満とされています[1]。Hbの減少で血液の酸素運搬能が低下すると、減少した酸素運搬能を補うために生体の代償反応として自覚的・他覚的症状が生じます（表1）。

人工股関節全置換術（THA）の術後など急性出血の初期には、貧血が存在していてもHb低下を認めないことがあるため、検査データだけでなく、患者さんの臨床症状と統合して判断することが大切です。Hb値が7.0g/dL程度まで低下すると、自覚症状が現れたり、脈拍数増加や血圧低下などのバイタルサインの変動をきたします（表2）[2]。

THA術翌日の歩行開始時には、バイタルサインの変動やめまい、動悸、息切れなどの貧血症状の有無を観察しながら、離床を進めていきます。急激な動作は行わず、ゆっくりと動くように指導して、転倒・転落に注意しましょう。Hb値が正常以下になっても、症状がまったくみられないことも多いので、注意します。

また、貧血への対症療法として、輸血（あるいは自己血輸血）を施行したり、鉄剤の内服を処方して、貧血症状の改善を促します。

文献
1) 河合佑亮：貧血. 山中克郎, 石川隆志, 眞野惠子編, 看護アセスメントにつながる検査データの見かた, 照林社, 東京, 2016：29-33.
2) 飯野京子, 長岡波子：貧血のある患者の看護. 飯野京子著者代表, 系統看護学講座 専門Ⅱ 血液・造血器 成人看護学4, 医学書院, 東京, 2019：154.

表1 貧血の主な症状

- 貧血による症状は、組織の酸素不足に伴う症状であり、多彩な症状を呈する

自覚症状	動悸、息切れ、耳鳴り、めまい、倦怠感、易疲労感、四肢冷感、食欲低下 など
身体的変化	皮膚・結膜・粘膜・爪の蒼白、呼吸数・脈拍数増加、血圧低下、微熱 など
心理的変化	作業能力の低下、集中力の低下、いらだち感 など

表2 急性出血の症状

出血量（循環血液量に対する割合）	症状
500～1000mL（10～20％）	症状なし
1000～1500mL（20～30％）	臥位：症状なし 立位：起立性低血圧 運動時：頻脈
1500～2000mL（30～40％）	口渇、息切れ、意識混濁または喪失、発汗、頻脈、血圧低下
2000～2500mL（40～50％）	ショック、乳酸アシドーシス、死亡

飯野京子, 長岡波子：貧血のある患者の看護. 飯野京子著者代表, 系統看護学講座 専門Ⅱ 血液・造血器 成人看護学4, 医学書院, 東京, 2019：154. より引用

1 股関節

Q12 THA後の脱臼対策に外転枕は必要なの?

側方・後方進入法では外転枕を使用しますが、前方進入法によるTHAでは、外旋筋群を温存できるので股関節の安定性は良好で、外転枕は必要ありません。

病棟
吉野舞子

THA後に気をつけたい術後脱臼

術後脱臼とは、人工股関節全置換術(THA)を実施後に、寛骨臼に取り付けたカップから大腿骨側の骨頭が外れてしまうことです。

脱臼には、伸展・内転・外旋による**前方脱臼**と屈曲・内転・内旋による**後方脱臼**の2通りあります。前方進入法での脱臼は、前方脱臼が約90%、後方脱臼が約10%です。

症状は突然の股関節痛、体動困難、下肢短縮などがあります。

脱臼率は1%以下で、ハイリスク患者でも外転枕は不要

当院の調査において、全体の脱臼率は0.84%ですが、そのほとんどが術後3週間以内に集中していました。また、何度も脱臼を繰り返してしまう**反復性脱臼**に移行した症例はありませんでした。

筋肉を分けて進入する前方進入法は、股関節周囲筋を切離することなく、インプラントを設置することが可能です。そのため、筋力の回復がすみやかであり、股関節の安定性は良好で、脱臼率は低くなっています。したがって、骨盤後傾、高位脱臼など脱臼リスクの高い患者さんであっても、**外転枕**は必要ありません。

脱臼を予防するため禁忌肢位について患者指導する

術後3週間は脱臼に注意し、背伸び、正座、しゃがみ込み、自転車は禁止としています。3週間以降は体位の制限はありません(→Q10)。

脱臼は、トイレ動作や起居動作、ベッド移乗時に生じることがほとんどで、股関節の過度の伸展やひねり動作で起こります(図1)。

文献
1) 老沼和弘, 白土英明:前方進入法を用いた人工股関節置換術の術後脱臼の検討. 日本整形外科学会雑誌 2010;84(2):203-206.
2) 山口典子, 小濱真弓, 小形松子, 他:前方進入法によるTHA患者のADL及び看護の変化. *Hip Joint* 2006;32(Suppl):14-16.

図1　術後脱臼の起こりやすい動作

過度に伸ばす動作

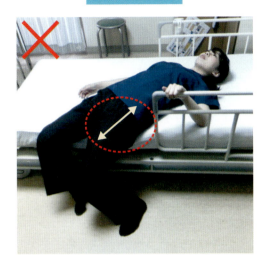

トイレや起居動作、ベッド移乗の際は、これらの動作に注意します

過度にひねる動作

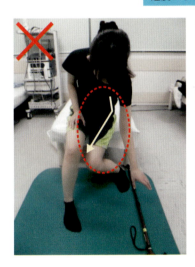
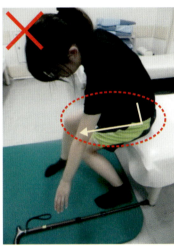

1 股関節

THA後の腰痛緩和はどのようにすればよいの？

当院では術直後から体位変換を行い、患者さんの希望に応じてベッドアップなどで除圧を行っています。また、手術翌日から離床を開始します。

病棟

小松由利佳

仰臥位での同一体位の保持は、腰痛の原因になる

人工股関節全置換術（THA）後は、基本的にベッド上安静を指示されることが多く、離床までの間に腰痛を訴える患者さんも多いです。

一般的に脊椎の**アライメント**（骨・関節の配列、骨の並びかた）には頸椎、胸椎、腰椎、仙骨部に生理的弯曲が存在します。

術後は仰臥位での同一体位で過ごすことが多く、過剰な腰椎・仙骨の前弯の持続と腸腰筋の緊張による筋肉内の酸素供給量不足により、腰痛を引き起こすといわれています。また、仙骨部にかかる体圧も、腰痛の原因に大きく影響しているといわれています。

THA後は脱臼予防のため禁忌肢位があり、自力体位変換を禁止している場合もあります。しかし当院では、基本的に術直後から自力体位変換が可能なため、術後に同一体位で過ごすことを強いられることはありません。

ベッドアップやポジショニングで腰痛緩和の方法を工夫する

仙骨部にかかる体圧は、仰臥位に比べて上半身30°挙上で有意に減少するという報告もあり、当院では手術当日からベッドアップも90°まで可能となっています。

そのほか、クッションなどを膝下に挿入し、下肢を屈曲して軽度股関節屈曲位にすることで、腸腰筋を弛緩させて骨盤の前傾姿勢を改善し、腰椎の過度な前弯を防ぐことで腰痛を緩和する方法もあります。疼痛などで自力体位変換が難しい患者さんにも、安楽な姿勢がとれるよう援助しています。

また、腰部湾曲部へのバスタオル挿入、体圧分散マットの使用、手術翌日からの離床を行い、腰痛緩和に努めています。

文献
1) 西川由起, 日比由衣子, 岩本有里, 他：術後仰臥位安静における腰痛緩和に対する体位の工夫－バスタオル挿入と下肢屈曲を行って. 葦（奈良県立医科大学附属病院看護部紀要）2005；36：73-76.
2) 伊集院則子, 林泰子, 井上智香子, 他：心臓カテーテル検査後の腰痛緩和をめざして－症状安静8時間から5時間へ－. 臨牀看護 1994；20（8）1263-1269.

1 股関節

Q14 金属アレルギーのある人に人工関節を用いて大丈夫なの？

アレルギーを起こしにくい素材を使用します。必要に応じて、パッチテストを行い安全性を確保してから手術を行うので、人工関節の手術は可能です。

病棟
橋本明枝

人工関節はチタン合金など人体に親和性の高い金属でできている

2014年度のジャパニーズスタンダードアレルゲンの調査[1]によると、日本人の金属アレルゲンの主なものは、硫酸ニッケル、塩化コバルト、重クロム酸カリウム、アンモニア水銀、金チオ硫酸ナトリウムとなっています。

一方、人工関節に用いられている金属は、最も人体に親和性の高いチタン合金、コバルトクロム合金、ステンレス合金、セラミック、ポリエチレンなどです。

金属アレルギーの疑いがあれば、事前にアレルゲンを特定する

術前の問診にて金属アレルギーの疑いがある場合は、パッチテストを受けてもらい、アレルゲンの特定を行います。その後、感受性のない金属を選択したり、予防的に抗アレルギー薬の投与を行う場合もあります。

当院で実際に施行したパッチテストの結果（表1）と、歯科から取り寄せた義歯の金属組成表（表2）です。この結果、チタンには感受性がないため、チタンを使用して手術を行い、金属アレルギーを起こすことなく退院を迎えた患者さんもいました。

2回目以降の手術では、金属アレルギーを発症する場合も

過去に人工関節の手術をした患者さんで、別部位の人工関節の手術を行う場合は注意が必要です。以前の手術で体内に埋設された金属により体内で感受性が成立し、同種の人工関節をまた使用することで、金属アレルギーを発症した事例の報告があります。

文献
1) 鈴木加余子，松永佳世子，矢上晶子，他：ジャパニーズスタンダードアレルゲン（2008）2013年度・2014年度陽性率．*J Environ Dermatol Cutan Allergol* 2017；11(3)：234-247.

表1　当院にて皮膚科へ検査依頼したパッチテストの結果（一例）

パッチテスト判定表
（金　属　用）

氏　名：
年　齢：　　　歳　　男　　女
カルテ No：
疾患名：
部　位：
既往歴：

判定（ICDRG）
　　－　：反応なし
　？＋　：弱い紅斑
　　＋　：紅斑＋浸潤＋ときに丘疹
　＋＋　：紅斑＋浸潤＋丘疹＋小水疱
＋＋＋：大水疱

	種　類	基剤	48 時間貼付後除去			備　考
			48h	96h	144h	
1	塩化アルミニウム　2%	精製水	－	－	－	
2	塩化コバルト　2%	精製水	－	－	－	
3	塩化第二スズ　1%	精製水	－	±	＋	
4	塩化第二鉄　2%	精製水	－	±	－	
5	塩化白金酸　0.5%	精製水	－	±	－	
6	塩化パラジウム　1%	精製水	－	－	±	
7	三塩化インジウム　1%	精製水	－	－	－	
8	四塩化イリジウム　1%	精製水	－	－	－	
9	重クロム酸カリウム　0.5%	精製水	－	－	＋	
10	硫酸ニッケル　5%	精製水	－	－	－	
11	硫酸銅　1%	精製水	－	－	－	
12	塩化金酸　0.2%	精製水	－	±	－	
13	塩化マンガン　2%	白ワセ	－	－	－	
14	臭化銀　2%	白ワセ	－	－	－	
15	塩化亜鉛　2%	白ワセ	＋	＋	＋	
16	チタン	白ワセ	－	－	－	チタンには感受性なし
17	精製水		－	－	－	
18	白色ワセリン		－	－	－	

表2　義歯の金属組成表（一例）

ブリッジ金具部分			
コバルト	63%	ケイ素・マンガンなど	1.7%
クロム	30%	その他	0.3%
モリブデン	5%		
針金部分			
金とプラチナ合金			

1 股関節

15 人工関節が入っていても飛行機には乗れるの？

A 体内に人工関節が埋入されていることで、金属探知機に反応する可能性はありますが、証明書類があれば問題なく搭乗できます。

橋本明枝

手荷物検査の前に申し出ることが必要

　空港では、保安検査場で手荷物検査を受けることになります。その際、検査の前に検査員に人工関節（金属）の手術をしていることを伝える、もしくは人工関節術後であることを証明する医師からの書類を提示することで、金属探知機での検査ではなく、同性の検査員による接触検査（携帯用金属探知機を使用しない手による検査）を受けることができます。

　人工関節置換術の術後だからといって、搭乗拒否をされるようなことはありません。

　また、海外の空港でも診断書などの証明書を提示することで、言葉が話せなくてもスムーズに検査を受けることが可能です。

　当院では、人工関節の術後は、退院時に図1のような証明書類をお渡ししています。

　飛行機に搭乗中は、**深部静脈血栓症**（deep vein thrombosis：**DVT**）予防を心がけてもらうことが大切です。

図1　当院で作成している証明書類（一例）

```
Certificate

To whom it many concern；

This is to certify that the following person has
received a total joint replacement surgery which
required a metal implant.
This may activate metal detection devices.

Yours sincerely,

Patient：    ○○    ○○
Date of Birth：    1950/01/01
Date of Surgery：    2018/08/17
Surgical site：    hip
```

（和訳）
この証明書の所有者は人工関節置換術を当院にて受けております。
人工関節は金属製であり、金属探知機に反応することがあります。

付記：MRI検査に関しては、人工関節に悪影響はありませんので、検査をすすめて下さい。

文献
1) 成田国際空港：セキュリティガイド 保安検査．https://www.narita-airport.jp/jp/security/faq/faq-09（2019. 4.10. アクセス）

1 股関節

Q16 人工関節が入って体は重くならないの？耐用年数はどのくらい？

A 人工関節の重量は約300gです。重さの感じ方には個人差があると思います。耐用年数は15〜20年といわれています。

手術室
望月美穂

人工関節の手術後はTHA（片側）でりんご約1個ぶん重くなる

人工関節の重量はサイズや素材によって違いますが、片側では約300gです（図1）。

人工股関節全置換術（THA）の手術後は、患者さんから取り除いた骨頭の重量を差し引いた重さぶんが、単純に重くなります。例えば、50mmカップを設置する患者さんの骨頭径が約45mm、重量が約50gである場合は、単純計算をして約250g（小玉りんご1個の一般的な重量）重くなるわけです。

人工股関節の手術を受けた患者さんから「少し重くなったような気がする」という声が聞かれることもありますが、少数意見なので重さの感覚には個人差があるようです。

実験や理論上は半永久的でも、一般的には15〜20年の耐用性

人工関節自体の材料加工技術やデザイン、材料選択、手術手技の進歩などにより、耐用性は格段によくなっていると思われます（一般的には15〜20年程度）。

現在の人工関節は、実験上または理論上は半永久的であるといえますが、人工関節が世界に普及し始めたのが1970年代で、その後さまざまな改良または改悪の歴史をたどっていることを考えると、耐用性の問題が解決するのはまだ先になりそうです[1]。

文献
1) 船橋整形外科病院/船橋整形外科クリニックホームページ．http://www.fff.or.jp/（2019.4.10．アクセス）

図1 人工関節の構造と重量（一般的なめやす）

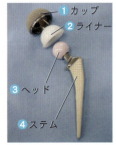

- ①〜④の合計重量（322g、②・③ともにセラミックの場合）のほか、スクリュー（2g）も含まれる
（写真提供：ジョンソン・エンド・ジョンソン株式会社）

	名称	役割	素材	重量	
寛骨臼側	①カップ	寛骨臼側の部品で、ライナーを支えるために土台として寛骨臼に設置する	ポリエチレン（セメントカップ）金属（セメントレスカップ）	108g	
	②ライナー	寛骨臼側で関節面の役割を果たす	セラミック、ポリエチレン	セラミック	51g
				ポリエチレン	12g
大腿骨側	③ヘッド	大腿骨頭の役割を果たす	セラミック、金属	セラミック	55g
				金属	112g
	④ステム	股関節にかかる大きな力に耐えてヘッドを支える目的で、土台として大腿骨の髄腔に固定する	金属	108g	

＊カップ50mm、ヘッド32mm＋1、ステム10の場合

1 股関節

Q17 大腿骨頸部/転子部骨折の治療に牽引は必要なの？

A 疼痛軽減や良肢位保持の目的による術前牽引を行うことがありますが、早期に手術、離床、リハビリを行うことが原則です。

病棟
石橋佳代子

高齢者の転倒で起こりやすい大腿骨頸部/転子部骨折

大腿骨近位部は、骨盤側から骨頭、頸部、転子部、転子下に分けられます（→1 股関節ここだけはおさえておきたい）。

頸部骨折は、股関節の関節包内の骨折で、転子部骨折は関節包外の骨折です（図1）。関節包内は骨膜がなく、血流も乏しいため、頸部骨折は骨頭壊死を引き起こしやすい骨折です（図2）。

いずれも、骨粗鬆症により骨が脆弱になった高齢者が、転倒した際に受傷することが多い骨折です。骨折の治療は原則的に、①整復、②固定、③リハビリの3段階からなります。牽引は、緩慢な整復と固定という2つの効果を同時に兼ねる治療法です。良肢位を保持し、患部の安静、固定、矯正、鎮痛などの効果を得ることができますが、長期臥床が必要という欠点があり、**廃用症候群**や偽関節・骨癒合不全を生じる可能性があります。

不十分な固定や感染、骨欠損などが原因で骨折部の癒合過程が止まり、癒合せず、異常な可動性を残す状態を偽関節といいます。

早期の手術が原則だけど、全身状態によっては牽引を優先

大腿骨頸部・転子部骨折の治療は、いずれも手術療法が原則です。全身状態が良好であ

図1 大腿骨頸部・転子部骨折の病態と治療

大腿骨転子部骨折
- 関節外骨折
- 骨膜が存在するため、化骨が形成される
- 骨癒合は良好

↓

治療
- 内固定（骨接合術）を行う
- 疼痛が強い場合、術前に疼痛軽減目的で骨折部を持続的に牽引することがある

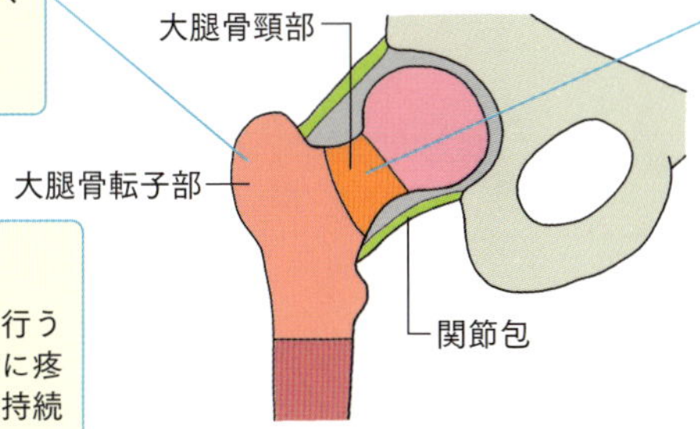

大腿骨頸部
大腿骨転子部
関節包

大腿骨頸部骨折
- 関節内骨折
- 関節包内は骨膜がないため、化骨が形成されない
- 骨癒合は不良

↓

治療
- 若年者（転位型を含む）または、非転位型骨折では内固定（骨接合術）を行う
- 高齢者または転位型骨折では、人工骨頭置換術、THAを行う

れば、できる限り早期（受傷後48時間以内）に手術療法を行い、リハビリを始めることが望ましいとされています。

受傷から手術までの待機時間が48時間以上遅れた場合、深部静脈血栓症（DVT）の発生率は高くなります。しかし、手術を回避し、牽引による保存療法を選択することもあります。要因として、複合的に内科疾患を有し、手術により全身状態が悪化するリスクがある場合です。

牽引による長期臥床を強いると、廃用症候群を引き起こすリスクが高くなります。そのため、患部の安静を保持しながら、清潔ケアやリハビリの介入（理学療法士などとの連携）を積極的に行う必要があります。

文献
1) 松村福広監修：大腿骨頸部骨折/大腿骨転子部骨折. 医療情報科学研究所編, 病気が見える Vol.11 運動器・整形外科, メディックメディア, 東京, 2017：330-333.

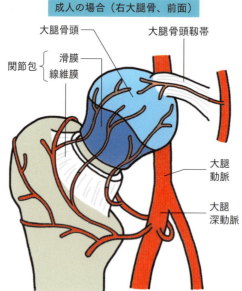

図2　大腿骨の血行

2

疾患・病態別②

膝関節

> ここだけはおさえておきたい

2 膝関節

内田清美

解剖生理

　膝関節は、大腿骨と下腿骨の間にあり、体重の影響がある荷重関節です。大腿骨、脛骨、膝蓋骨の3つの骨からなり、==非常に不安定で、関節を安定させるために骨と骨をつなぐ靱帯が重要==な役割を果たしています。

　関節の適合性をよくするために、半月板があり、膝を動かすときには、その靱帯と半月板の助けを借りて、大腿骨が脛骨の上を滑るようにして動きます（図1）。

　膝関節は、主に2つの十字靱帯（関節内）と、2つの側副靱帯（関節外）により支持されています。2つの十字靱帯は前十字靱帯（anterior cruciate ligament：ACL）と後十字靱帯（posterior cruciate ligament：PCL）と呼ばれ、膝関節内中央部に位置します。側副靱帯として内側側副靱帯（medial collateral ligament：MCL）と外側側副靱帯（lateral collateral ligament：LCL）があります（図2）。

図1　膝関節の構造

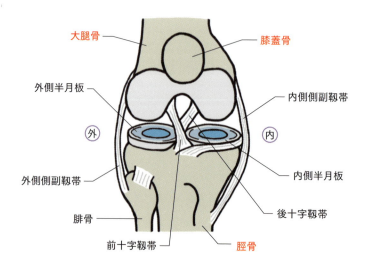

検査

徒手検査、X線検査、MRI（magnetic resonance imaging、磁気共鳴画像）検査、関節鏡検査などの所見が診断材料となります。

主な疾患と治療

●変形性膝関節症

変形性膝関節症（osteoarthritis：OA）は、関節軟骨の退行性変化などにより関節軟骨の変性を生じ、本来の働きをしなくなる現象です。

Kellgren-Lawrence分類による5段階評価があり、主に骨棘の有無と関節裂隙の狭少化の程度で評価します。Grade2以上で変形性膝関節症と診断されます。関節注射を行い、保存的に経過をみながら、日常生活に支障がある場合は手術適応となります。

年齢や膝の変形進行度、患者背景などを考慮し、人工膝関節全置換術（total knee arthroplasty：TKA、→ Q18）や、人工膝単顆置換術（unicompartmental knee arthroplasty：UKA）、膝周囲骨切り術（around the knee osteotomy：AKO、→ Q31）などの手術法が選択されます。

●膝靱帯損傷

ACLは主に脛骨の前方移動および回旋の安定性、PCLは脛骨の後方移動の安定性に寄与しています。ACL損傷の70％はスポーツ活動に起因していますが、PCL損傷は交通事故や労災事故の割合が半数以上を占めます。

受傷急性期は、安静や装具固定で経過をみますが、スポーツ活動レベルや不安定性の程度、二次的な軟骨損傷の有無など考慮して、手術を検討します。

主な手術に前十字靱帯再建術（anterior cruciate ligament reconstruction：ACLR、→ Q33）、後十字靱帯再建術、側副靱帯再建術などがあります。

図2　膝関節の靱帯構造

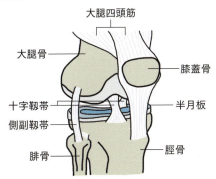

●半月板損傷

半月板は、脛骨と大腿骨の衝撃を緩和する**繊維性軟骨**で関節にかかる力を分散・吸収するクッションの役割があります。内側と外側に1つずつ存在しています。外側のほうが大きく、**円板状半月**という形態異常も日本人の7～15％程度にみられます。

半月板は内外側の辺縁部にしか血行がないため、損傷の部位や程度、年齢、活動性により**半月板切除術**や**半月板縫合術**の選択をします。また、変形性膝関節症や靱帯損傷を伴う場合もあります。

●離断性骨軟骨炎

スポーツのけがなどで、膝関節の軟骨が薄く骨をつけた状態で剥がれ落ちるような損傷を**離断性骨軟骨炎**といいます。軟骨片の裏に骨を伴わない場合を**軟骨損傷**といいます。

損傷部位の欠損部位や程度により、**整復内固定術**、**マイクロフラクチャー法**、**骨軟骨移植術**などの手術が必要になります。

周術期の看護

疼痛管理として、手術中に大腿神経ブロックや坐剤または持続皮下注射による疼痛管理を行います。腓骨神経麻痺や深部静脈血栓症（DVT）に注意し、良肢位保持や足関節の運動を定期的に行い、状態を観察します。

当院ではTKA、AKOは、術後翌日より歩行器を用いて歩行開始となります。しかし、大腿神経ブロックの効果持続によって膝崩れを生じる場合があり、転倒に注意しながら離床を進めています。

ACLRでは、血腫予防のためドレーンを留置しますが、術翌日にはドレーンも抜去します。翌日から装具装着のうえ、松葉杖を用いて歩行開始となります。クリニカルパスに準じて、CPM（continuous passive motion apparatus、持続的他動運動装置）の角度を設定し使用しています。DVT予防のため、弾性ストッキングは全荷重許可になるまで着用してもらいます。

ACLRの患者さんには、医師・看護師・理学療法士が連携してACLR教室を開催し、術後の生活やリハビリについて理解したうえで、手術を受けられるようにしています。

文献
1) 江本宏之：変形性膝関節症. 整形外科看護 2012；17（8）：10-28.

2 膝関節

Q18 TKAはどのような手術なの?

A 変形してしまった関節を、金属やポリエチレンなどで作った人工関節で置き換える手術です。

手術室

加藤直子

　人工膝関節全置換術（TKA）とは、加齢や病気、あるいは骨折などの外傷により、膝関節が変形し、痛みのために歩行制限など日常生活に支障が出てきた場合に、変形してしまった関節を金属やポリエチレンなどで作った人工関節に置き換える手術です（図1）。もともとの痛みを起こしていた部分がなくなるので、その痛みは消失します。変形による痛みを取るうえでは、大変すぐれた手術であるといえます。初回TKAの手術時間は1～2時間程度です。

　部品の摩耗・破損などが原因で、以前は数年～10年ほどで再手術が必要となることも多くみられました。しかし、最近は手術の技術や材料の進歩もあり、通常の使い方ではそのようなことはほぼみられなくなりました。

　両側の変形性膝関節症罹患症例に対しては、一期的両側TKA（両側同時にTKAを実施）を行う場合と、二期的両側TKA（片側ずつ2回に分けてTKAを実施）を行う場合があります。周術期の合併症発生率は両者で変わらない[1]とする報告も多いですが、一期的両側TKAのほうが高い[2]とする報告もあります。どちらを選択するかは、メリット・デメリットを説明のうえ、患者さんと相談して決定するのがよいでしょう。

　一般に、一期的両側TKAの適応は、全身状態の良好な両側末期変形性膝関節症の症例です。両側の膝の変形が一度に矯正できる、入院・リハビリ期間が二期的両側TKAよりも短い、医療費の自己負担額が少なく済む、などのメリットが挙げられます。

文献
1) Sheth DS, Cafri G, Paxton EW, et al. Bilateral Simultaneous vs Staged Total Knee Arthroplasty：A Comparison of Complications and Mortality. *J Arthroplasty* 2016；31（9 Suppl）：212-216.
2) Hu J, Liu Y, Lv Z, et al. Mortality and morbidity associated with simultaneous bilateral or staged bilateral total knee arthroplasty：a meta-analysis. *Arch Orthop Trauma Surg* 2011；131（9）：1291-1298.

図1　TKAの実際

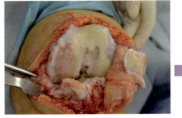

手術前
● 変型し、軟骨もすり減っている

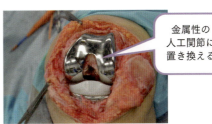

手術後
● 傷んだ骨や、すり減った軟骨を切除し、金属製の人工関節に置き換えた

金属性の人工関節に置き換える

2 膝関節

Q19 TKA後の入院中のADL拡大は、どのようにしているの？

TKA直後から下肢自動運動を行い、術後1日目より歩行訓練を開始することが可能です。

病棟
小濱真弓

術後早期から離床と運動を促進し、術翌日からは歩行開始

近年の人工膝関節全置換術（TKA）は、より低侵襲で行われるようになっており、疼痛や筋力低下がより少なく、機能回復がより早くなってきました。そのため、術後は術当日もベッドアップや側臥位は制限せず、動かせる関節は積極的に動かすよう指導します。また翌日からは積極的にベッド・車椅子・トイレへの移動や、歩行器・杖を用いた歩行を指導しましょう。

離床と運動の指導は、血流の停滞を防ぐことで深部静脈血栓症（DVT）や**肺血栓塞栓症（pulmonary thromboembolism：PTE）**の予防にもつながります。

術翌日は転倒・転落とDVTに注意する

1. 転倒・転落

手術執刀前、麻酔医が大腿神経ブロックを行います。ブロック効果により離床時に膝崩れが起こり、転倒することもあるため、ブロックの投与量、内容、効果時間、部位などを考慮して転倒を防ぎます。リハビリで歩行器自立の指示が出るまでは、1人でトイレに行かないなど、注意点を指導します。

患者さんは「看護師に頼むと悪いから…」などと遠慮しがちなので、離床時は必ずナースコールでスタッフを呼ぶ、また転倒・転落予防のリーフレットをベッドサイドに置くなど、対策を行います。

歩行時にはスリッパなどは避け、安定して歩ける履物を使用することも重要です。

2. 血栓予防

TKAは術後にDVTが起こりやすく、下肢を動かさないことが1つの原因となるので、術当日よりベッド上で股関節・膝関節・足関節を動かすことがポイントです。疼痛管理を徹底することで、患者さんは術直後より積極的に下肢の自動運動を行うことができます。

そのほか、下肢腫脹や左右差の有無、腓腹部把持痛の有無、酸素飽和度（SpO_2）値、呼吸困難、胸痛、頻脈の有無などの観察も重要です。

文献
1) 宮本隆司：膝関節症の患者さんのDo & Do Not. 整形外科看護 2015；20（3）：38-39.
2) 加藤光宝編：新 看護観察のキーポイントシリーズ 整形外科. 中央法規出版，東京，2011.

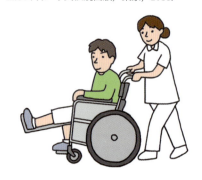

2 膝関節

Q20 TKA後、下肢の腫脹が強いのはどうしてなの？いつまで続くの？

A 腫脹は主に関節内血腫や皮下出血、炎症によって起こります。TKAでは出血が多いので、腫脹も強く出やすいです。通常、術後3週間程度で軽減してきます。

病棟

小林志織

TKAは出血が多い手術で、疼痛を伴う腫脹が起こりやすい

人工膝関節全置換術（TKA）後、下肢に生じる腫脹は膝関節内の出血、関節周囲の皮下出血や炎症が主な原因とされています。整形外科手術のなかでも、TKAは骨切り面が大きく出血が多い手術[1]であり、術中と術後をあわせた総出血量は1,000mLを超えると報告されています。

術中は**ターニケット**（止血用カフ）で駆血する例もあり、出血の多くは術後に起こります。また、関節内だけでなく、周囲の軟部組織からの出血や炎症によっても腫脹が生じます。そのため、TKA後の腫脹はある程度やむを得ないことですが、腫脹が強いと疼痛を伴うため、良好な関節可動域や歩行機能の改善を困難にします。

下肢の腫脹軽減策と創部管理で、ドレーンの有効性は不明

関節内血腫の予防や創傷治癒の促進、術後の**関節可動域**（range of motion：ROM）の改善を目的に、創部ドレーンが留置されている施設もあります。ドレーンを留置し、閉創後関節内にトラネキサム酸を注入、2時間ドレーンをクランプする**ドレーンクランプ法**が、術後出血対策に有効である[2]との報告もあります。

一方で、創傷合併症の頻度や術後ROMにおいて、ドレーン留置の有無による差はない[3]という報告もあります。ドレーンの有効性については、一定した見解が得られておらず、使用方法は施設で異なります。

その他の出血、腫脹軽減策としては、冷却、圧迫、挙上、**カクテル療法**（複数の薬剤を患者さんごとの症状に合わせて投与し、症状を抑える治療法）などが挙げられます。当院では、ドレーンを使用しておらず、閉創後にトラネキサム酸の関節内投与を行っています。術後はガーゼと弾性包帯で膝関節周囲を軽く圧迫し、3日目に創部のガーゼ被覆を終了しています（図1）。出血や滲出液がなければ、術後4日目からシャワー浴を開始します。

個人差もありますが、通常の術後経過では、腫脹は術後5日目をピークに3週間程度で徐々に軽減していきます[4]。術後約1か月は長時間の座位・立位持続や、過度の歩行は避け、患肢を適宜挙上するように指導します。

文献

1) Yu H, Wang H, Zhou K, et al. Modified Robert Jones bandage can not reduce postoperative swelling in enhanced-recovery after primary total knee arthroplasty without intraoperative tourniquet : a randomized controlled trial. *BMC Musculoskelet Disord* 2018 ; 19 (1) : 357.
2) 浅井聡司, 高木博, 他：人工膝関節置換術後出血に対するトラネキサム酸関節内投与の有効性-ドレーンクランプ法における無作為前向き研究-. 日関病誌 2015 ; 34 (1) : 67-73.
3) Reilly TJ, Gradisar IA Jr, Pakan W, et al. The Use of Postoperative Suction Drain-age in Total Knee Arthroplasy. *Clin Orthop Resalt Res* 1986 ; 208 : 238-242.
4) 本郷奈央, 宇山治子, 白土英明, 他：ノードレーン法による人工膝関節置換術後腫脹の検討. 東日整災外会誌 2011 ; 23 (3) : 485.

図1　創部のガーゼ被覆を終了したときの膝周囲の状態（TKA後3日目）

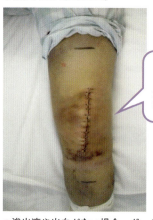

この症例では、腫脹はあるものの発赤や滲出液はなく、問題ないと確認

- 滲出液や出血がない場合、ガーゼ被覆を終了し、創部の状態を確認する

2 膝関節

Q21 TKA後のアイシングは必要なの？

A リハビリ終了時のみ、短時間アイシングを行っています。本人が希望する場合や痛みが強い場合は適宜行います。

病棟

小林志織

術後に行うアイシングにはデメリットもある

　TKA後に行うアイシング（冷罨法）には、表1に示すメリット・デメリットが挙げられます。

　関節の軟部組織の内部粘性変化が組織温に反比例するなど、関節可動域に対しては逆効果であるとの報告[1]があります。また、アイシング施行中は安静＝臥床し、下肢を動かさないで術側膝関節をまったく屈伸しない患者さんやアイシングしたまま歩行する患者さんがいるため、アイシングによって術側膝関節の屈伸運動を妨げることにもつながります。

効果がはっきりしないため、定時的なアイシングは行わない

　筆者ら[2]は、TKAを施行した患者さんに対し、アイシング実施群と非実施群の2群間比較を行い、有用性を検証しました。非使用群では、術後1日目のみ鎮痛薬の使用頻度が多かったものの（図1）、術後のNRS（numerical rating scale）（図2）、膝関節可動域、術前後の膝周囲径変化量に両群間で有意差は認めませんでした。

　この結果をふまえ、術後帰室時から2～3時間ごとに行っていた定時アイシングを中止し、定時アイシングはリハビリ後に短時間のみ行っています。「アイシングを行うと気持ちよい、痛みが和らぐ」などの理由から、アイシングを希望する患者さんに対しては、随時行います。また、就寝前や局所に熱感があり疼痛が強い場合などは適宜行っています。

　アイシングの方法は、アイスパック2個で術側膝関節を挟むようにあて、バンドで固定して行います。歩行時にはアイスパックを取り外し、臥床してから固定し直します。アイ

表1　アイシングのメリット・デメリット

メリット	❶局所の炎症や疼痛、筋スパズムの軽減 ❷気持ちがよい、などのリラクゼーション効果
デメリット	❶凍傷・低温火傷のリスク ❷組織再生においては負の要因となりうる ❸関節可動域に対しては逆効果となる[1] ❹アイシング施行中は安静＝臥床し、下肢を動かさないで術側膝関節をまったく屈伸しない患者やアイシングしたまま歩行する患者がいるため、術側膝関節の屈伸運動を妨げることにつながる

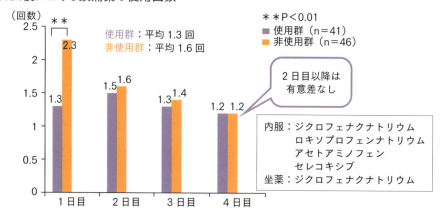

図1 TKA後における鎮痛薬の使用回数

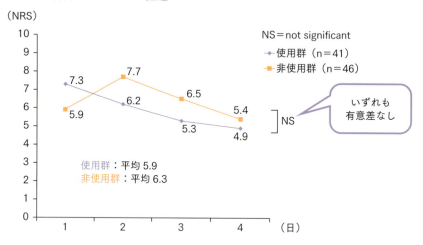

図2 TKA後1〜4日目までのNRSの経過

シングしたまま歩行すると、アイスパックが足元に落ちるなど、転倒のリスクにもなります。定時的なアイシングをやめた現在、腫脹や疼痛が増強している印象はありません。

文献
1) Petajan JH, Watts N. Effects of cooling on the triceps surae reflex. *Am J Phys Med* 1962;41:240-251.
2) 小林志織,宮内秀徳,金山竜沢:人工膝関節置換術後のアイシングの有用性に関する調査.第29回日本臨床整形外科学会学術集会抄録集,日本臨床整形外科学会,東京,2016:133.

2 膝関節

Q22 TKA後、退院後の生活について、どのような指導をしているの?

A 退院後は基本的には制限はありません。転倒には注意が必要です。

原 愛子

日常生活やリハビリについてポイントを伝える

当院では、人工膝関節全置換術（TKA）を受けた患者さんに対して、退院前に看護師より退院指導を行います（表1）。

リハビリでは「人工関節術後初期のホームエクササイズ」（図1）のリーフレットとチェックシート（1か月ぶん）を渡して指導しています。

当院では、痛みをとるだけではなく、QOLの向上を視野に入れた手術を行っているため、旅行は転倒に注意してもらい早めの許可となります。患者さんには、術後1か月で近場であれば、新幹線などを利用して旅行することが可能であることを説明していま

表1　当院で行う退院指導の内容

創部	● 手術後1か月は膝に熱をもちやすいので適宜冷やしましょう ● 膝・傷に明らかな異常を感じたときは、病院に連絡し指示を受けてください ● 通常の皮膚より弱いので、引っ掻いたり、ぶつけたりしないように注意しましょう
清潔	● 手術後はシャワー・清拭や着替えなどをできるだけ毎日行い、清潔にしましょう ● 毎日シャワー浴はできます。傷は手の平で撫でるように洗いましょう ● 入浴（湯船）は、担当医から許可があるまで入れません
リハビリ	● 足を上に挙げる運動や膝の曲げ伸ばしをきちんとやりましょう
日常生活	● 術後1か月は、リハビリ通院と近隣への買い物以外は自宅療養です。無理に散歩・外出する必要はありません ● 歩行に自信がないうちは杖を持参し、人混みはできるだけ避け、できれば誰かと一緒に外出するようにしましょう ● 静脈血栓症を予防するために、30分以上の立位・座位は避けて、また水分はこまめに摂りましょう（1日に最低1,000mL）。30分以上の歩行や電車などで長く座る場合は、圧迫靴下を履くよう心がけましょう ● 膝をつく動作は、傷が落ち着いてからできます。希望・必要があればできますが、まず布団の上（やわらかい所）でやってみましょう ● 就寝時は、座布団や毛布を利用し、足先から足を高く上げて休みましょう（むくみ予防） ● 自転車はケースバイケースです。転倒リスクを考えて、おすすめは三輪車です。電動機付自転車はスピードが出てしまうため、すすめません ● 膝に負担がかかるので、太りすぎに注意します。適正体重を維持するように心がけましょう ● 人工関節は感染に弱いので、発熱症状（歯槽膿漏、膀胱炎、中耳炎など）は放置せず、すみやかに受診しましょう ● （歯科を含めた）他の医療機関を受診した場合、担当医に人工関節の手術をしたことを伝えてください ● 手術した足には鍼・灸は絶対にしないでください（感染を起こす場合があります）

図1 人工膝関節術後初期のホームエクササイズ

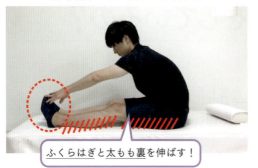

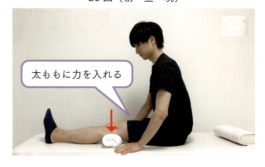

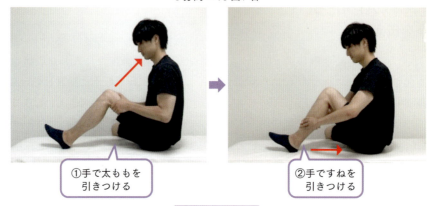

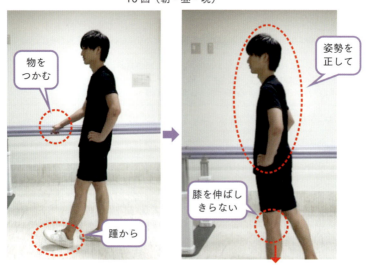

す。

術後3か月で問題なければ1人での海外旅行も可能となり、制限はありません。

文献
1) 二宮太志, 金山竜沢, 東秀隆, 他：人工膝関節全置換術後の深部静脈血栓症予防における早期運動療法の有用性. 日関病誌 2017；36（4）：453-456.

2 膝関節

膝に溜まった水を抜くと、くせになる？

くせにはなりません。膝に水が溜まるのは、関節が何らかの原因で炎症を起こしているからです。原因を治療しなければ水は溜まり続けます。

小井土実香

関節液の過剰な分泌により、関節水腫が起こる

　膝関節内は関節液（滑液）で満たされています。関節液は滑膜でつくられ、潤滑油の役割をしたり、関節軟骨に栄養を与えたりしています。正常の関節液は、無色透明で粘稠性の液体で、成分は主にヒアルロン酸とタンパク質です。通常、関節液の量は一定に保たれています。

　しかし、何らかの原因で炎症が起こると、滑膜から関節液が過剰に分泌され、関節液が貯留し、痛み・圧迫感・可動域制限など症状を呈します。膝関節では、関節包のなかでも最も空間の広い膝蓋骨近位部（膝蓋骨上嚢部）に関節液が貯留しやすく、多いときは50〜100mL貯留します（図1）。この症状を**関節水腫**といいます（表1）。

関節水腫の原因を探り、炎症を抑えることが重要

　排液時は、膝の外側より注射針で穿刺し、排液します。排液すると関節内の圧力が低下し、症状が一時的に改善しますが、炎症が継続していると関節液が再び貯留します。

　炎症の原因を知るには、関節液の性状を確認することが重要です。変形性膝関節症の関節液は黄色透明、化膿性関節炎、関節リウマチ、偽痛風などの場合は著明な混濁が認められます。

文献
1) 王寺亨弘：膝関節. 整形外科看護 2011；16（11）：18.
2) 大友和夫，顧寿智：骨の連結. 佐伯由香，細谷安彦，髙橋研一，他編訳，トートラ人体解剖生理学 原書10版，丸善出版，東京，2017：172-186.

図1 膝関節と膝関節包の解剖

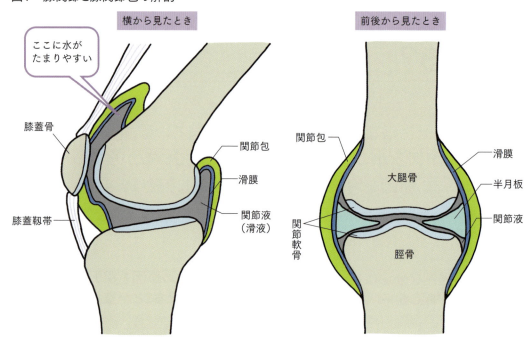

表1 関節水腫が起こる原因

非炎症性	変形性膝関節症、骨壊死、離断性骨軟骨炎 など
炎症性	関節リウマチ、結晶誘発性関節炎（痛風・偽痛風）など
化膿性	化膿性関節炎、骨関節結核 など
血性	外傷（関節内骨折や靱帯損傷）、腫瘍（血管腫・色素性絨毛結節性滑膜炎）、突発性関節血腫 など

王寺亨弘：膝関節．整形外科看護 2011；16（11）：18．より引用

2 膝関節

Q24 膝関節鏡手術には、どのような術式があるの？

A 頻度の多い膝関節鏡視下の手術には、前十字靱帯再建術（ACLR）、半月板切除・縫合術などがあります。

病棟

濱迫友紀

疾患に応じた膝関節鏡視下手術（表1）を行う

1. 半月板損傷

半月板損傷では、症例に応じて半月板縫合・切除術が行われます。

半月板の機能（荷重の分散、支持安定性）が損なわれると、関節軟骨の摩耗や変性につながるため、**半月板縫合術**で可能な限り縫合し温存します。

一方、血行のない部分（無血行野）の損傷、縫合困難な複雑な形態の損傷、変性の強い症例など、修復が困難と思われる症例では**半月板切除術**が施行されます。

2. 前十字靱帯損傷

ACLRで損傷した前十字靱帯を切除した後、大腿骨と脛骨に作成した骨孔に移植腱を通し、ステープル、スクリュー、エンドボタンなどで固定します（図1）。

移植腱としては、ハムストリングや膝蓋腱が主に使用されます。

3. 離断性骨軟骨炎

1）ドリリング

若年者の症例では、骨軟骨片の癒合を促進するために、細い鋼線を用いて骨軟骨片に数か所穿孔することで、**骨髄刺激**（骨髄より露出した血液や細胞により、繊維軟骨が形成され、やがて欠損部が修復される）を行います。

2）マイクロフラクチャー法

軟骨様組織での修復を期待する場合、軟骨下骨を露出させた後、オウル（アイスピックのような専用器具）を使用し数か所穿孔し、骨髄刺激を行います。

3）軟骨片固定

骨軟骨片の状態が良好な場合、吸収性ピンや骨釘を用いて骨軟骨片を整復固定し、骨軟骨片の癒合をめざします。

4）自家骨軟骨柱移植術

骨軟骨片の状態が不良な場合や、骨欠損の大きな病変の場合に、骨軟骨片を摘出後、大腿骨非荷重部より円柱状に採取した骨軟骨柱を移植する方法です。

表1　代表的な膝関節鏡視下手術の適応疾患と術式

疾患・病態	術式
半月板損傷	半月板切除術・縫合術
靱帯損傷	靱帯再建術
離断性骨軟骨炎 外傷性関節軟骨損傷	ドリリング マイクロフラクチャー法 軟骨片固定 自家骨軟骨柱移植術
関節内遊離体	遊離体摘出術
滑膜炎	滑膜切除術

図1 膝関節鏡視下手術の実際（ACLR）

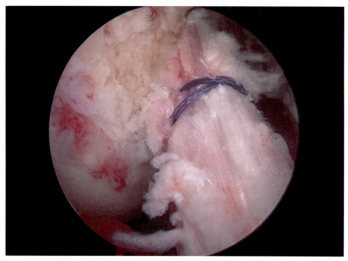

膝関節鏡視画像

- ACLRで膝関節鏡視下にて移植腱をステープル、スクリュー、エンドボタンを用いて固定した直後の様子

4. 関節遊離体

剥がれた骨、軟骨片による嵌頓症状を認める場合に、骨軟骨片を摘出する**遊離体摘出術**を行います。

5. 関節拘縮

理学療法などの保存療法に抵抗性の難治性の関節拘縮に対し、関節内の操作のみで十分な可動域が得られる場合には、受動術として鏡視下で関節内の癒着を剥離したり、**外側支帯解離術**を行い、可動域の獲得をめざします。

6. 滑膜炎

主に変形性膝関節症や関節リウマチなどで長期にわたって痛みを伴う場合、関節の変形が少なければ**滑膜切除術**を行い、肥厚した滑膜を切除します。

文献
1) 医療科学研究所編：病気がみえるvol1運動器・整形外科第1版．メディックメディア，東京，2017：91-92, 174-179, 375-384, 398.
2) 羽手村裕子，重冨真奈美，水池千紗：膝靱帯損傷．整形外科看護 2014；19（5）：30-39.
3) 船橋整形外科病院ホームページ．http://www.fff.or.jp/seikei/sportsmedical_center/knee01.html（2019.4.10. アクセス）

2 膝関節

Q25 ACL損傷は女性に多いって聞くけど本当？

ACL損傷は、男性に比べ女性のほうが2〜3倍多いと考えられています。また近年、女性のスポーツ参加の増加により、損傷頻度は増加傾向にあります。

橋本絵美子

ACL損傷はスポーツ動作で起こり、手術適応となる

前十字靱帯（ACL）損傷は、スポーツ外傷が多いこともあり、10歳代後半〜20歳代での受傷が多いといわれています。ジャンプ着地、疾走中の急激な減速動作や方向転換、相手との衝突などによって、膝を外反（膝が内側に入る）してひねることで発症し、受傷時には「ブチッ」という何かが切れたような音（pop音）や膝の脱臼感を自覚し、スポーツ動作の続行は通常困難となります。

受傷後数時間で膝が腫脹し、その後、疼痛および関節血腫、可動域制限をきたします。1か月ほどで日常生活レベルに回復しますが、スポーツ復帰後、膝崩れや膝の不安定感を自覚します。その不安定感が残存したままスポーツ復帰を行うと、二次的な半月板損傷や軟骨損傷を引き起こすことが多く、将来的に関節症変化を引き起こすことがあるため、手術適応となります。

ACL損傷の発症が女性のほうが多い要因としては、女性特有の骨盤や下肢のアライメント（例：骨盤幅が広い、X脚など）や、関節弛緩性（関節がやわらかいこと）が高いこと、ACLのサイズ（長さ、断面積、体積）や力学的特性は女性のほうが脆弱であること、ジャンプの着地動作時、膝の外反外旋位（膝が内側に入ってつま先が外を向いている姿勢、図1）を男性よりとりやすいこと、女性ホルモンの影響などが考えられています。また、月経周期により、ACL損傷の発生率に差があるとの研究報告もあります。

文献
1) 鈴川仁人, 清水結：ACL損傷の危険因子. 福林徹, 蒲田和芳監修, ACL損傷予防プログラムの科学的基礎, ナップ, 東京, 2008：39-53.
2) 日本整形外科学会/日本関節鏡・膝・スポーツ整形外科学会監修：前十字靱帯（ACL）損傷診療ガイドライン2019 改訂第3版. 南江堂, 東京, 2019.

図1 ジャンプ着地動作時の男女の比較

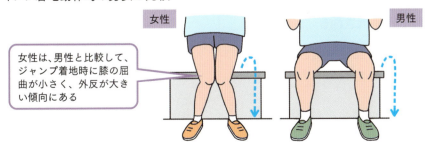

女性は、男性と比較して、ジャンプ着地時に膝の屈曲が小さく、外反が大きい傾向にある

2 膝関節

26 MCLやPCLよりACLの手術件数が多いのはなぜ？

MCL、PCLの単独損傷の場合、保存的に経過をみることが多いです。一方、ACL損傷では靱帯再建術を選択することが多いため、手術件数も多くなります。

病棟
橋本絵美子

ACLは解剖学上、修復機転が期待できない

膝には内側側副靱帯（MCL）と外側側副靱帯（LCL）、中心に前十字靱帯（ACL）と後十字靱帯（PCL）の4本の靱帯があり、関節が不安定にならないように制動作用を果たしています（➡2 膝関節ここだけはおさえておきたい）。

関節外靱帯であるMCL、LCLは、血行が豊富で自然治癒能力が高いです。そのため、単独損傷の場合には、装具やリハビリ、活動の制限により、スポーツ活動のうえでも問題がないレベルまでに回復することが多いことから、主に保存療法が選択されます。

一方で関節内靱帯であるACL、PCLは、常に関節液で浸されており、損傷して出血してからの修復機転が、関節外靱帯ほどあまり期待できません。

二次的損傷を避けるためにも、手術療法が選択される

ACLは一度損傷すると不安定感が残存する場合が多く、そのまま放置したりスポーツ復帰を行うと、再受傷を繰り返し、二次的な半月板損傷や軟骨損傷を引き起こす例が多くみられます。そのため、手術療法が選択されます。

ちなみにPCL損傷は、ACL損傷とは異なり、損傷したPCLは弛緩した状態であっても連続性を保ち、さまざまな程度で後方制動機能を残している例が多いといわれています。損傷後、不安定性が残ったとしても、大腿四頭筋を中心とした筋力トレーニングにより、PCL損傷で失った後方不安定性を代償でき（大腿四頭筋には、脛骨の後方不安定性を代償できる作用がある）、スポーツも継続してできることが多いため、手術を要することは少なく、保存療法が選択されます。しかし、完全断裂や他の靱帯損傷を合併している場合（複合靱帯損傷）、関節不安定性を強く自覚する場合は手術の対象となります。

文献
1) 千頭憲一郎，真柴贊：4章膝関節・足部23膝の靱帯損傷．整形外科看護 2011；16（春季増刊）：184-189．
2) 中川裕介，古賀英之，宗田大：膝靱帯損傷（前十時靱帯・後十字靱帯）．整形外科看護 2016；21（5）：30-37．

2 膝関節

Q27 ACL術後のCPMはなぜ必要なの？

A 術後の関節可動域の早期獲得、拘縮予防・癒着予防・関節液の循環の改善を目的として行います。

病棟　高木智子

CPMは患者負担をかけずに可動域の獲得・維持を助ける

CPMとは、持続的他動運動を行う装置です。ゆっくりした速度で、関節を反復して動かすために用いられます。

CPMを使用する際は、患者さんの状態にあわせて可動域・角度・スピードが自由に設定できます。

術後早期から他動的に膝関節を動かすことによって、関節内で関節液が循環し、関節液から栄養される軟骨の代謝を助け、可動域の獲得を容易にします。そのため、骨・関節・筋肉の退化・変性を予防でき、可動域の維持を図ることができます。

ACL術後の可動域訓練では、過剰な場合、移植腱の損傷や骨孔との癒合の妨げになる可能性があります。一方で、長期固定の場合は、関節線維症が起こり、拘縮をきたす可能性があります。

正常ACLでは、他動的な屈伸において屈曲10°以上では緊張しておらず、屈曲10°以下の伸展で徐々に緊張します。

自動的可動域訓練、全荷重での歩行が可能であれば、関節内の関節液が循環し、CPMの必要性はないともいえます。しかし、CPMはベッド上で角度・スピードが調整できます。筋力を使わず、疼痛や不安が少なく、過剰な負荷をかけずに関節を動かすことができるので、患者さんの負担軽減にもつながります。そのため、早期リハビリに向けてCPMを活用しています。

CPMの使用時は設定角度で痛みがないか観察する

手術直後の安全性を高めるため、使用時は角度を設定して行います（表1）。

CPMの使用方法と観察項目を図1に示します。

表1　当院における術後のCPM設定角度

術後1・2日目	30～60°
術後3・4日目	25～70°
術後5・6日目	20～80°
術後7・8日目	15～90°
術後9・10日目	10～100°
術後11・12日目	5～110°
術後13日以降	0～120°

図1　CPMの使用場面

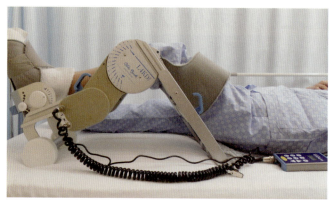

● ベッドの上で実際にCPMに乗せたところ

> 使用方法

❶ ベッドを水平にし、仰臥位になる（ベッドアップの状態では、股関節に角度がついており、深い角度まで膝関節を屈曲できないため）
❷ CPMに患肢を乗せる
❸ 機械と大腿の長さ、屈曲部に膝をあわせて、足底が板につくように下腿の長さを調整する
❹ 大腿・足底にベルトを巻いて固定する
❺ 患者に1回30分を1日2回行うこと、疼痛時の緊急停止方法について説明してから開始する

> 看護のポイント

● 開始後、設定角度になったときに膝の痛みを訴える場合、無理せず痛みのない範囲まで角度を下げて実施する

文献
1) 川邊梓,大峰英理,大城繭子,他：整形外科の看護技術　CPM訓練.整形外科看護　2011；16(12)：1249-1253.
2) 松島元子：ケア編　CPM・アイシング・ニーブレス.整形外科看護　2009；14(2)：140-144.
3) 井内良：膝関節患者さんにまつわるもやもや事例.整形外科看護　2017；22(3)：219-223.

2 膝関節

Q28 ACLR後の創部にドレーンを留置するのはなぜ？

A 術後に関節内や皮下に血液が貯留すると、腫脹や疼痛の原因になるため、血液の排液を促す目的でドレーンを留置します。

病棟
今中祐子

ACLR後急性期は腫脹の軽減がカギ

前十字靱帯再建術（ACLR）後は、関節内血腫のコントロールと腫脹を軽減させることが重要になります。腫脹を軽減させることは疼痛の緩和につながり、関節可動域を獲得するためにも有効です[1]。特に急性期の術後1〜2週では、ドレーンを留置した場合と留置しない場合を比較すると、留置したことで腫脹はより軽減し、関節可動域の獲得が良好であると報告されています[2]。

また血腫の形成は、感染のリスクや術創の癒着、腫脹による関節の拘縮につながるおそれもあります。

図1 ドレーン抜去前の創部

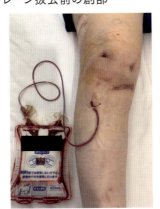

● 閉鎖式排液バッグは、専用のはかりで適宜重量の変化をチェックする

感染・圧設定に注意して、ドレーン排液を観察する（図1）

ドレーンによっては逆流防止弁がついていますが、排液バッグから排液を捨てる際には必ず清潔操作で行い、感染源をつくらないように管理します。

ドレーンの観察ポイントを以下に示します。

- ドレーンの圧（陰圧、自然圧など）の指示を確認し、観察するたびに指示の圧が適切にかかっているかを確認する
- 排液量は時間とともに減少し、血性から徐々に希血性（淡血性）へと変化するため、排液の性状と量の変化を観察し、記録する
- 術後の排液量だけでなく、術中の出血量などもふまえて患者の状態を把握する
- 排液が極端に多い・少ない場合や、バイタルサインや創部の状態、疼痛や神経症状の有無などに異常があれば、医師に報告する
- ドレーン抜去後の出血がないか、注意する

文献
1) 松島元子，押谷志穂，村上智子，他：ドレーンやカテーテルの管理と観察．整形外科看護 2009；14（2）：23．
2) Witoński D, Kęska R, Cyranowski R, et al. Arthroscopically assisted anterior cruciate ligament reconstruction with bone-patellar tendon-bone autograft without wound drainage：short-to middle-term outcome. *Wideochir Inne Tech Maloinwazyjne* 2016；11（2）：76-82．

2 膝関節

膝関節鏡手術は、術式によって荷重制限があるのはなぜ？

術後早期の局所の炎症を抑える目的の場合と、修復術や再建術、固定術のように術直後はまだ力学的に不安定な場合に荷重制限が必要になります。

濱迫友紀

荷重指示を理解して、術後リハビリを進める

どの術式においても、装具の有無や可動域・荷重の制限を含む術後リハビリ計画について、主治医から個別に指示（**表1**）があり、それにもとづいてリハビリを進めていきます。

看護師は、患者さんがその意味を十分理解し、日常生活において、その指示を守れるように援助します。

術後の荷重制限は術式によって異なる

1. 全荷重となる手術

半月板切除術・遊離体除去術・滑膜切除術・タナ切除術は、原則術後の荷重制限はなく、術当日の安静指示解除後から、痛みに応じて全荷重（FWB）を開始します。

2. 部分荷重となる手術

前十字靱帯再建術（ACLR）は、術後の早期可動域訓練や早期荷重によって、膝安定性が損なわれることはない[1]とされていますが、当院では消炎目的や再建した靱帯を保護する目的で、術翌日から4分の1部分荷重（PWB）より開始します。

3. 完全免荷となる手術

半月板縫合術は、半月板の損傷部位や形態、縫合方法など状況により異なります。半月板は膝関節内の屈曲に伴い後方に変位し、荷重時には非荷重時に比べて変位が大きくなるため、荷重制限とともに可動域制限も行います。

当院では原則、術後2週の完全免荷（NWB）と、その後のPWBにて漸増し、術後6週で

表1　荷重指示用語と術後に選択されることが多い術式（当院の例）

荷重指示	術式
全荷重 （full-weight-bearing：FWB）	半月板切除術、遊離体除去術、滑膜切除術、タナ切除術
部分荷重 （partial-weight-bearing：PWB）	前十字靱帯再建術（ACLR）
完全免荷 （non-weight-bearing：NWB）	半月板縫合術、骨髄刺激法（マイクロフラクチャー法、ドリリング）、自家骨軟骨柱移植術

FWBを指示しています。特に、横断裂では荷重により縫合部にストレスがかかるため、通常より荷重開始を遅くし4週間NWBとしています。

　軟骨損傷に対しては、マイクロフラクチャー法やドリリングといった骨髄刺激法、非荷重部より骨軟骨柱を一塊として採取し損傷部へ移植する自家骨軟骨柱移植術が選択されます。これらは、荷重により修復組織の損傷や骨軟骨柱の癒合不全を防ぐため、組織の強度が増すまで一定期間NWBが選択されま

す（当院ではNWBが約4〜6週間、FWBは約8〜10週間）。

文献
1) 石橋恭之：前十字靱帯（ACL）損傷診療ガイドライン. 整形外科看護 2016；21（7）：35-38.
2) 中田研，前達雄，木村佳記：半月板損傷−縫合術−. 臨床スポーツ医学 2012；29：109-122.
3) 中田研，前達雄，米谷泰一，他：前十字靱帯損傷に合併する半月板損傷の治療. 整外最小侵襲術誌 2013；66：95-103.
4) 高沢皓文，安達伸生，越智光夫：膝軟骨の再生医療. 臨床と研究 2014；91（11）：65-68.
5) 安達伸生，平田和彦，越智光夫：膝軟骨損傷. 臨床スポーツ医学 2011；28（4）：445-445.

2 膝関節

Q30 ACLR後に支柱付き装具を付けるのはなぜ？

A 術後の再建した前十字靱帯に負担がかからないようにするためです。

病棟
牛木香里

支柱付き装具は術翌日のリハビリ開始時から装着

前十字靱帯（ACL）は脛骨が過度に前方にずれたり、ねじれることを制限する機能があります。ACLが受傷すると、膝の抜ける感じ、腫脹、「ブチッ」と何かが切れた感じ（pop音）が起こります（表1）。

治療としては、鎮痛や固定、リハビリといった保存療法と、前十字靱帯再建術（ACLR）の手術療法（→Q24）があります。

基本的には、一度切れてゆるんだ靱帯はもとには戻らず、保存療法では治りません。日常生活において膝の不安定感が強い場合や、今後もスポーツを続けたい場合は、手術療法の適応となります。

手術翌日からリハビリが開始されるため、支柱付き装具（前方制限付き膝サポーター、図1）を使用することになります。

手術によって移植された腱は、術後から時間をかけて組織が成熟していきます。手術から3か月間は、骨孔と腱の癒合が進む時期であり、再建した靱帯に負担がかからないようにするため、支柱付き装具を装着します。

また、この装具は、膝関節にねじれの力が加わりにくく、脛骨が前方に移動しにくい構造となっています。そのため、膝崩れを起こさないよう、安定性を求める目的でも使用します。

文献
1) 大坪沙紀：前十字靱帯再建術後の看護．整形外科看護 2014；119（9）：80-86．

図1　前方制限付き膝サポーター

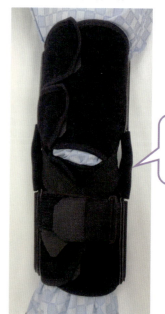

術翌日、ドレーン抜去後から3か月間ほど装着する

表1　前十字靱帯の断裂により生じること

- 膝が不安定になる
- スポーツなどの動作において、方向転換や切り返し動作、ジャンプの着地などで不安定になる
- 前後方向にゆるくなり、またねじる方向に弱く、膝がガクッと抜けるようになったり、膝崩れを起こしやすくなる
- 膝崩れを繰り返すと、半月板や軟骨が損傷し、二次性変形性膝関節症の進行が危惧される

2 膝関節

Q31 AKOの適応は何？

A AKOの適応は、比較的活動性の高い症例で、病変が膝関節の内側もしくは外側に限局するものです。

病棟

齋藤未来

日本人に多い内反変形を矯正して活動性の維持を図るAKO

膝周囲骨切り術（AKO）とは、**変形性膝関節症（OA）** に対する関節温存術です。

特に日本人は、欧米人と比べ内反膝が多く、変形性膝関節症の一因となっています。内側型変形性膝関節症の自然経過は予後不良であり、多くの患者さんで最終的に手術を必要としたと報告されています。

AKOは、内反変形（または外反変形）を矯正し、荷重分布を改善して疼痛を軽減させ、機能回復・高い活動性の維持を目的とした手術です（図1）。

AKOの適応は、活動性の高さがポイント

1. 年齢

基本的に年齢制限はありませんが、比較的若年〜中年者に行うことが多いです。

大切なのは「患者さんの活動性」で、たとえ高齢者であっても、術後に運動復帰を望まれる場合はAKOの適応となりえます。

図1　内側型変形性膝関節症（関節鏡視下の内側関節面）

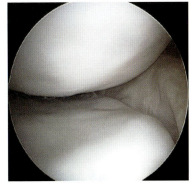

AKO前　→　AKO後1年

● 半月板は高度に損傷し、関節軟骨は大腿骨・脛骨側ともに広範に消失し、骨が露出している状態

● 大腿骨・脛骨側ともに良好な線維軟骨で被覆されている

表1　AKOの適応外

- 内外側型変形性膝関節症
- 感染症、炎症疾患（関節リウマチなど）
- 屈曲120°≦
- 屈曲拘縮25°≧
- 活動性の低い高齢者
- 極端な肥満
- 骨萎縮、骨欠損
- 喫煙者

2. 疾患

　一般的に、変形性膝関節症や大腿骨内顆骨壊死症例に行う場合が多いです。

3. 病巣変化

　病巣変化が内側（外側）に限局されているもの、膝の内側か外側どちらかの関節が残っている場合に適応されます。

4. 可動域

　可動域制限が少ない症例（屈曲120°≧、屈曲拘縮20°≦）に限られます。可動域制限が大きい場合はAKOによる治療が難しいため、人工関節が適応されます（表1）。

5. 体重

　過体重はリスクが高く、BMI（body mass index、体格指数）＜30が好ましいといわれています。

6. 喫煙

　喫煙者は非喫煙者に比べ、**骨癒合遅延**などの術後合併症の報告が多く、創感染のリスクが高くなるといわれています。そのため、喫煙者には術前から禁煙を励行させるのが望ましいです。

7. 骨密度

　高齢者などで**骨粗鬆症**を有する場合、骨癒合遅延や**術後外側ヒンジ骨折**（OWHTOの場合に生じ得る骨切り開大部外側の骨折）を生じる可能性があります。そのため、術前の骨密度検査で骨粗鬆症の診断を満たすようであれば、術前から加療を行う必要があります。

文献

1) 玉利光太郎：日本人健康成人における下肢捻転角・回旋可動域の性差と年齢差，大腿脛骨角との関係. 理学療法学 2002；29（6）：199.
2) Tamari K, Tinley P, Briffa K, et al. Ethnic-, gender-, and age-related differences in femorotibial angle, femoral antetorsion, and tibiofibular torsion : cross-sectional study among healthy Japanese and Australian Caucasians. *Clin Anat* 2006；19：59-67.
3) Odenbring S, Lindstrand A, Egund N, et al. Prognosis for patients with medial gonarthrosis. A 16-year follow-up study of 189 knees. *Clin Orthop Relat Res* 1991；266：152-155.

2 膝関節

Q32 AKOにはどのような術式があるの?

A 多くの術式があります。そのなかから、患者さんの状態により最適な術式を選択します。

病棟
齋藤未来

最も一般的な高位脛骨骨切り術（HTO）

　最も一般的に行われている膝周囲骨切り術（AKO）が**高位脛骨骨切り術**（high tibial osteotomy：**HTO**）です。これは内反膝を矯正し、内側に偏っている荷重ストレスを外側に移動させる手術です。
　開大式高位脛骨骨切り術（open wedge HTO：**OWHTO**）と、**閉鎖式高位脛骨骨切り術**（closed wedge HTO：**CWHTO**）が代表です。

1. OWHTO（図1-①）

　脛骨近位内側を楔状に開大し、矯正する術式です。矯正角度には限度があるため、矯正角が小さく、屈曲拘縮の少ない症例に適応されます。

図1　変形性膝関節症に対するAKOの種類（立位正面像）

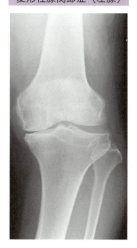

変形性膝関節症（左膝）

AKO

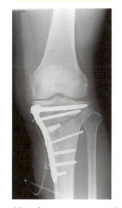

①OWHTO（左膝）

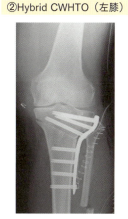

②Hybrid CWHTO（左膝）

- 矯正角が小さく、屈曲拘縮の少ない症例に適応。脛骨内側から楔状に開大し、プレートは内側に位置する
- 矯正角が大きく、変形の強い症例に適応。脛骨外側3分の2を楔状に閉鎖し、プレートは外側に位置する

2. CWHTO

脛骨近位外側を楔状に骨片を切除し、矯正する術式です。CWHTOは矯正角度が大きい場合に適用されます。

腓骨の骨切りが必要となるため、時として腓骨神経麻痺や腓骨周囲の静脈叢からの出血による**コンパートメント症候群**（筋区画症候群ともいい、筋区画の内圧上昇により筋や神経の機能障害を生じる）などが発生することがあり、OWHTOと比べると侵襲が大きいといわれています。

3. ハイブリッド式高位脛骨骨切り術（Hybrid CWHTO、図1-②）

従来のCWHTOに比べて、骨切除量が少なくなります。脛骨近位外側3分の2を閉鎖し、内側3分の1を開大します。矯正角が大きく、膝蓋大腿関節症や屈曲拘縮など、変形の強い症例に適応できる新しい術式です。

外側型変形性膝関節症に行う大腿骨遠位骨切り術（DFO）

大腿骨遠位骨切り術（distal femoral osteotomy：**DFO**）は、変形中心が大腿骨に存在する場合に用いる術式で、主に外側型変形性膝関節症に対して行います。大腿骨骨切りにより、荷重軸を正常に戻して、疼痛の改善を図る手術です。

また、内側型変形膝関節症に対しHTOと組み合わせて行う場合があります（double level osteotomy：**DLO**、図2）。

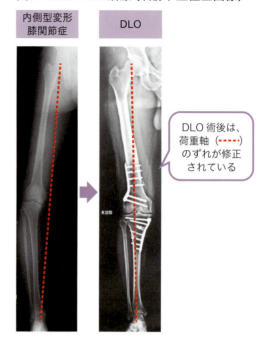

図2　DLOによる治療（右膝、立位正面像）

DLO術後は、荷重軸（-----）のずれが修正されている

AKOには他にもさまざまな方法がある

これまで述べた術式のほかに、AKOには以下のようなさまざまな方法があります。そのなかから患者さんの状態にあわせて最適な術式を選びます。

- 脛骨顆外反骨切り術（tibial condylar valgus osteotomy：TCVO）
- 逆V字型高位脛骨骨切り術
- ドーム状骨切り術
- 片側仮骨延長法（hemicallotasis：HCO）を用いた脛骨骨切り術

文献

1) 日本Knee Osteotomyフォーラム編：ゼロからはじめる！ Knee Osteotomyアップデート．全日本病院出版会，東京，2018．

2 膝関節

Q33 膝関節術後の疼痛管理はどのようにしているの？

A 術中は局所麻酔と神経ブロックを施行し、持続皮下注射を留置します。術後も注射や内服薬を併用し、積極的に疼痛管理を行います。

手術室
吉田 翼

膝の手術後は痛みが生じやすく、積極的な疼痛管理が必要

手術後は、生体防御反応から生じる炎症によって、疼痛が発生します。

前十字靱帯再建術（ACLR）は、手術中の還流水などで腫脹し、痛みが出やすい手術です。人工膝関節全置換術（TKA）は創部も10～15cmほどあり、手術中は250～300mmHgで駆血するため、術後の炎症と痛みが強いとされています。

当院では、術後1日目より離床し、リハビリを開始します。早期離床するためにも、術後の痛みに対しては積極的に対処しなくてはなりません。

術後疼痛や離床を考慮し、術中から神経ブロックと鎮痛薬を併用

予定された手術・処置の部位や術式に応じて、"最適かつ必要最小限"の神経ブロック法を常に選択するようにしなければならない、と佐倉ら[1]は述べています。当院では翌日よりリハビリが開始されるため、離床する際に神経ブロックの影響で膝崩れになるのも避けなければなりません。

ACLRの際は、大腿神経ブロックと持続皮下注射をしています（表1）。TKA手術では、大腿神経ブロックと、術野では閉創後に局所麻酔を使用します。また、術後出血での腫れを防ぐため、止血薬を使用しています。

しかし、TKA手術では痛みの範囲が坐骨神経領域にもかかるため、大腿ブロックと局所麻酔だけでは十分な疼痛管理が難しいです。そこで、手術中に非ステロイド抗炎症薬（non-steroidal anti-inflammatory drugs：NSAIDs）やアセトアミノフェンを使用して、鎮痛薬の特性を活かした疼痛管理をしています。また、鎮痛薬の作用時間を考慮し、薬剤の投与計画をたて、必要十分な除痛が得られるよう留意することが大切です。

文献
1) 佐倉伸一, 野村岳志：超音波ガイド下神経ブロック. 真興交易医書出版部, 東京, 2007.
2) 日本ペインクリニック学会治療指針検討委員会編：ペインクリニック治療指針改定第5版. 真興交易医書出版部, 東京, 2016.

表1 術中に用いる鎮痛薬

局所浸潤麻酔薬	ロピバカイン塩酸塩水和物（アナペイン®）＋アドレナリン（40万倍希釈）
持続皮下注射	フェンタニルクエン酸塩（フェンタニル）＋ドロペリドール＋生理食塩液
大腿神経ブロック	ロピバカイン塩酸塩水和物（アナペイン®）＋ステロイド＋生理食塩液

2 膝関節

Q34 膝関節鏡手術後のADL拡大は、どのようにしているの？

A 一般的には、膝関節鏡術当日はベッド上安静とし、翌日から離床開始になります。ただし、術式によってADL拡大の方法は異なります。

牛木香里

術式別のクリニカルパスに従い、ADLを拡大する

前十字靱帯再建術（ACLR）と半月板縫合術は、荷重をかけることで再建部位や縫合部位に負担がかかり、再断裂を起こしたり、炎症が悪化することがあるため、術後は免荷となります。そのため、尿道留置カテーテルを挿入し、術当日はベッド上安静となります。

半月板切除など全荷重可の指示がある場合は、当院のクリニカルパスにより術後3時間後から全身状態がよければ歩行を開始します。

帰室～術後3時間は全例でベッド上安静となる

膝関節鏡手術後は、帰室時に患肢の膝下に枕を入れて挙上し、良肢位を保ちます。

ベッド上安静中は深部静脈血栓症（DVT）予防のため、足関節の自動運動を促します。バイタルサインが安定し、全身麻酔の影響（悪心など）がなければ、腸蠕動音を確認し、飲水や食事を開始します（当院のクリニカルパスでは術後3時間後から）。

半月板切除術では術後3時間から歩行可能

半月板切除術の場合は、ふらつきの有無や疼痛の状態により、術後3時間で全荷重で歩行可能となります。ただし、全身麻酔の影響による血圧低下やふらつきがないか、看護師が付き添って観察します。

荷重時痛があるときは、鎮痛薬を使用したり、必要に応じて歩行器を使用します。

半月板縫合術は術翌朝までベッド上安静

半月板縫合術後は、膝の過伸展予防のため、伸展位のニーブレスを装着しますが（図1）、半月板の切れかたや縫合の程度によって、装着するかどうかは医師の判断となります。

疼痛管理のため、術中より大腿神経ブロックが施行されます。その効果により、患肢の感覚が鈍っているため、装具による圧迫や肢位不良による腓骨神経麻痺に注意します。術後より、足関節や足趾の動きや下肢外側から足首のしびれの有無を観察しましょう。

安全のため、翌朝までベッド上安静、もしくは状態に応じて車椅子介助となります。車椅子へ移乗時は、端座位になり、患肢を下垂した際に膝を屈曲しないように注意を促しま

図1　半月板縫合術後のニーブレス装着例（左膝）

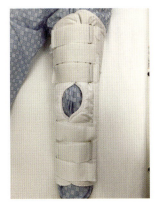

● 伸展位の状態でニーブレスを装着する

図2　離床後の様子（術翌日）

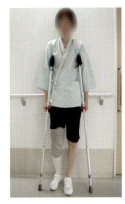

● 術翌日、体調や状態にあわせて松葉杖を用いた歩行練習を行う

す。更衣時も同様に、伸展位を保ったまま介助を行います。

　術後1日目に腓骨神経麻痺などの合併症はないか、疼痛管理はできているか、大腿四頭筋に力が入るかを観察し、尿道留置カテーテルを抜去します。

　荷重と可動域制限について説明し、理学療法士の指導のもとリハビリを行い、松葉杖歩行が可能になれば退院となります。

　退院後は、シャワー浴や可動域、荷重の制限を守り、転倒しないように指導します（図2）。

ACLRではしばらく荷重制限を守る

　ACLR後は、完全に膝を伸ばすと再建した移植腱が伸びてしまうため、軽度屈曲位を保ちます。再建した靱帯を保護する目的で荷重制限の指示が出ます（→ Q29）。

　半月板縫合術と同様に、大腿神経ブロックを施行します。

　ACLR後には、採腱部の創部に血液が貯留するのを防ぐため、ドレーンが留置されます。そのほか、疼痛管理の目的で、前胸部に持続皮下注射（フェンタニルクエン酸塩＋ド

ロペリドール）が挿入された状態となります。副作用として、悪心やふらつきがあるので注意します。

　安全のため、車椅子での移動はやむを得ない場合のみとし、移乗時にはそれらのルートが抜けないように注意します。

　移動時や患肢を持ち上げる際は下腿だけでなく、大腿部もしっかり支えます。

　術翌日には尿道留置カテーテル、持続皮下注射、ドレーンは抜去されます。

　免荷の必要性を説明して、理学療法士による松葉杖の指導があるまで、排泄はベッド上もしくは車椅子で行うようにします。

　当院のクリニカルパスにより、ACLR後3日目からシャワー浴が可能となります。松葉杖の先が濡れてしまうと転倒リスクが高まるため、浴室内では松葉杖は使用せず、手すりを使って免荷を守り、移動するよう指導します。

文献
1) 本田弥生, 西村英治, 佐野玉美：前十字靱帯損傷. 整形外科看護 2018；23（3）：56-61.

2 膝関節

Q35 膝関節鏡手術後、退院後の生活について、どのような指導をしているの？

膝関節鏡手術は多岐にわたり、術式・手術内容により必要な指導が異なりますが、基本的には可動域や荷重制限以外の制限はありません。

病棟
原　愛子

術翌日に退院する手術では、創部管理やシャワー浴も指導する

　膝関節鏡視下術後は、術式によって荷重や可動域の制限が異なり、また入院日数も異なります。そのため、当院では術翌日に退院する術式と約10日間入院する靱帯再建術を分けて、パンフレットを作成して指導を行っています。

　ここでは、前者に対して看護師が行う指導について表1に示します。

文献
1) Chang IW. Early versus delayed post-operative bathing or showering to prevent wound complications：a Cochrane review summary. *Int J Nurs Stud* 2016；61：258-259.

表1　当院における退院に向けた指導内容（術翌日に退院する術式の場合）

創部	● 圧迫のための包帯はゆるんできますので、毎日巻き直しをしましょう。その際に、膝・創に明らかな異常（腫れ・赤み・滲出液・出血）を感じたときは、病院へ連絡し指示を受けてください ● 膝を動かした後や熱感があるときは、アイスノンなどを直接ではなく、タオルで包み、患部を冷やしましょう（1回15分程度）
清潔	● 発熱がなければ毎日シャワー浴はできますが、入浴は抜糸するまで控えてください ● シャワー浴の際、創は擦らないようにしてください。転倒にも注意しましょう
日常生活	● 歩行に自信がなければ、人混みは避け、転倒に注意しましょう ● 患肢の長時間の下垂は避けるようにしましょう ● 就寝時は、むくみ・腫れを予防するために、クッションなどに足を上げて休みましょう ● 静脈血栓症予防のために、全荷重可能になるまでは弾性ストッキングを着用してください

2　膝関節

Q36 タナ障害ってどのような障害？

A 膝を繰り返し曲げ伸ばしすることで、膝関節内側の滑膜ヒダが大腿骨と膝蓋骨の間に挟まって、摩擦を受けることで痛みを生じる障害です。

外来

梅原奈央

滑膜ヒダに外傷などが加わるとタナ障害が誘発される

　膝関節の関節腔には**滑膜ヒダ**という膜のような隔壁があります。これは、胎児期に形成される膝関節腔の遺残組織です。

　タナ障害が発症しているとき、滑膜ヒダが膝の内側に物を置く棚のように見えることから棚（タナ）と呼ばれています（図1）。滑膜ヒダはすべてのヒトにあるわけではなく、健常な膝の50〜60％にみられます。滑膜ヒダは病的な組織ではないため、症状はなく、疼痛を起こすことはまれです。

　滑膜ヒダに、軽微な外傷やスポーツによるオーバーユースで機械的刺激が繰り返し加わり、疼痛や引っ掛かり感などが起きる疾患を**タナ障害**と呼びます。榊原の分類（図2）[1]では、膝蓋大腿関節裂隙に滑膜ヒダが挟まると、CおよびD型で症状を誘発しやすいといわれています。

疼痛や何か挟まる感覚などの症状が起こる

　膝蓋内側部の疼痛、膝蓋骨の圧痛、長時間立位による疼痛増悪、膝蓋大腿関節に何か挟まる感じ、コリッとした音やポキポキ音がしたり、屈曲制限などがあり、タナの位置に限局した圧痛があります。

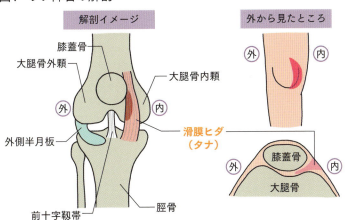

図1　タナ障害の解剖

図2 榊原の分類

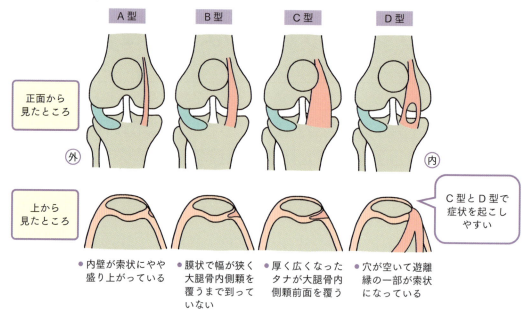

Sakakibara J. Arthroscopic study on Iino's band（plica synovialis mediopatellaris）. *J Jap Orthop Assoc* 1976；50：513-522.

治療法には保存療法と手術療法がある

タナ障害の治療法には、保存療法と手術療法があります。

軽傷であれば、患部の保温や非ステロイド抗炎症薬（NSAIDs）を使用するとともに安静とし、経過観察を行います。また、膝蓋骨の可動性改善や膝周囲筋の機能改善を目的に、リハビリも実施します。

手術療法では、関節鏡視下でタナ切除術や滑膜切除術を行います。

文献
1) Sakakibara J. Arthroscopic study on Iino's band（plica synovialis mediopatellaris）. *J Jap Orthop Assoc* 1976；50：513-522.
2) 安藤邦彦, 上村民子：整形外科ナースのためのお悩み相談室. 整形外科看護 2014；19（6）：86-90.
3) 大久保圭, 紺野彩華, 上西彩夏：膝内障. 整形外科看護 2014；19（5）：34-39.
4) 日本整形外科学会：スポーツによる膝の慢性障害. https://www.joa.or.jp/public/sick/condition/chronic_problem_with_knee_by_sports.html （2019.4.10. アクセス）

3

疾患・病態別③

肩・肘関節

ここだけはおさえておきたい

3 肩・肘関節

小形松子

肩関節の解剖生理

肩関節は、人体のなかで最も大きな可動域をもつ関節です。
　肩甲骨・上腕骨・鎖骨の基本骨格から成り立ち、体幹と上肢は胸鎖関節・肩鎖関節・肩甲上腕関節によって連結しており、バランスよく運動しています（図1）。

肩関節の主な疾患と治療

●腱板断裂

　腱板は、肩甲下筋・棘上筋・棘下筋・小円筋の4つで構成されています（図2）。
　腱板断裂は肩甲骨と上腕骨をつないでいる腱板が切れた状態です（図3）。腱板の断裂により、疼痛と断裂した筋の筋力低下を生じる場合があります。

図1　肩関節の構造

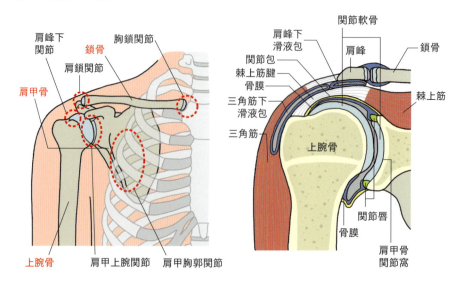

保存的に経過をみる場合がありますが、手術適応の場合、近年では**鏡視下腱板修復術**（→Q37）を行います。

● 反復性肩関節脱臼

　反復性肩関節脱臼は、スポーツ中の外傷などを契機に肩関節の脱臼が起こり、肩関節（肩甲上腕関節）内の下関節上腕靱帯という靱帯が、関節窩という受け皿から剥がれたり、伸びてしまって、靱帯として正常に機能しなくなった状態です（→Q41）。ひどくなると日常生活や寝返りでも外れてしまうこともあります。

　初回脱臼は、原則として保存療法を行います。再脱臼のリスクが高いアメリカ

図2　腱板の構造

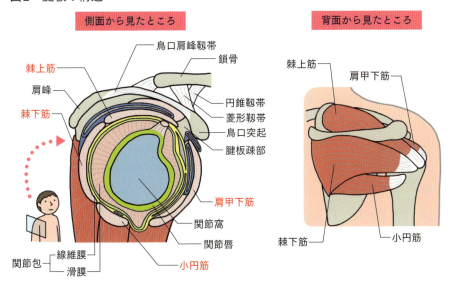

図3　腱板断裂

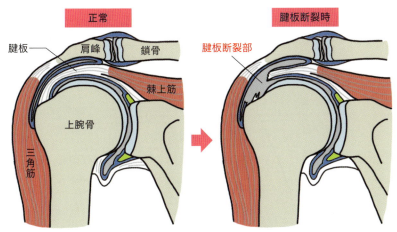

ンフットボールやラグビーなどのスポーツ選手や、**骨性バンカート**（Bankart）**損傷**を認める場合は、手術を行うこともあります。また、2回以上の脱臼・亜脱臼歴がある症例は反復性脱臼とされ、根治を望む場合も手術適応です。

手術方法は、**鏡視下バンカート修復術**（➡Q41）が主に行われます。

●変形性肩関節症

肩甲上腕関節を形成する肩甲骨と上腕骨の表面は、クッションの働きをする軟骨で覆われています。変形性肩関節症は、この軟骨が擦り減り、炎症が起こったり骨が変形してくる状態です。

保存療法として理学療法や関節内注射を行いますが、手術適応と判断された場合は**人工肩関節置換術**（➡Q44）を行います。

肘関節の解剖生理

肘関節は、上腕骨・橈骨・尺骨の3本の骨の構造から成り立ち、肘関節の周囲にある軟骨や筋肉、腱で安定性を保っています。また、肘関節の機能は腕橈関節、腕尺関節、上橈尺関節からなる複合関節で成り立っています（図4）。

肘関節の主な疾患と治療

●離断性骨軟骨炎

野球や体操で繰り返されるストレスにより、軟骨に負担がかかり、血流障害が生じます。進行すると軟骨が遊離して剥がれ、離断性骨軟骨炎が起こります。

保存的には安静と局所の炎症をとることですが、軟骨や軟骨下骨が剥がれ落ち

図4　肘関節の構造（右肘）

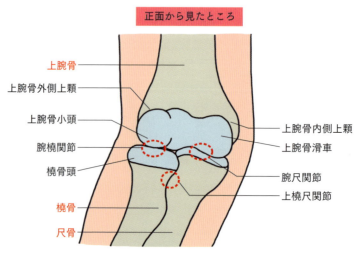

てしまった場合には手術適応となります。手術には**鏡視下病巣掻爬術**や**自家骨軟骨柱移植術**（➡**Q48**）が行われます。

● 変形性肘関節症

　激しい運動、長年の重労働や作業などで関節が変形・変性する可能性があります。このため、肘の軟骨が壊れ、骨棘ができることがあり、痛みと動きの制限が出てきます。これが変形性肘関節症です。

　症状が強く手術適応の場合は、**肘関節形成術**などが行われます。

肩・肘関節の検査

　腱板断裂はX線・CT・MRI検査を施行し、断端の状態と位置、腱板筋群の萎縮と脂肪変性を評価して、修復が可能か判断します。

　反復性肩関節脱臼は、X線に加え、MRI、3D-CT検査で関節窩の**骨欠損**、骨性バンカート損傷や**ヒルサックス損傷**（➡**Q42**）などを確認し、評価します。

　変形性肩・肘関節症は、X線・3D-CT・MRI検査は必須です。上腕骨の変形や肩甲関節窩の把握や形状、骨棘形成の有無、変型の把握、断裂の状況を把握して診断します。

周術期の看護

　整形外科領域では、肩・肘関節疾患は疼痛が強いといわれており、疼痛管理を十分に行う必要があります。

　腱板断裂や反復性肩関節脱臼、変形性肩関節症の術後は、外転装具を装着しなければならないため、更衣や着脱の指導が必要になります。

文献
1)　小林尚史：鏡視下後上方腱板修復術. 菅谷啓之編，肩関節のすべて，メジカルビュー社，東京，2018：66-78.
2)　菅谷啓之：実践 反復性肩関節脱臼 鏡視下バンカート法のABC. 金原出版，東京，2010：20-27.
3)　岩崎倫政：離断性骨軟骨炎（上腕骨小頭）モザイクプラスティー. 菅谷啓之編，肘関節手術のすべて，メジカルビュー社，東京，2018：170-171.

3 肩・肘関節

腱板断裂の原因は何？どのような症状が生じるの？

加齢による腱板の変性と外傷が原因で起こり、症状として疼痛と可動域制限があります。

病棟
小山智子

外傷をきっかけに60歳以上で好発する

腱板断裂は、加齢や外傷により腱が損傷し、疼痛と断裂した筋の筋力低下を生じる疾患です。特に、棘上筋腱や棘下筋腱は上腕骨と肩峰の間にあるため（➡3 肩・肘関節 こだけはおさえておきたい）、摩耗や変性をきたしやすい部位です。脆弱になった腱板は軽微な外力でも、腱板断裂を生じます。転倒して手や肘をついたり、重いものを持ち上げようとしたり、肩をひねるなどの外傷をきっかけに、60歳以上に好発します。

断裂の程度により、**完全断裂**と**部分（不全）断裂**があります（図1）。

炎症性疼痛を生じるが、無症候性の場合も多い

動作時に断裂した腱板の断端が引っ掛かること（**インピンジメント**）で起こる痛みや、断裂によって起こる関節内外の炎症による痛みがあります。夜間痛、安静時痛などの炎症性疼痛を生じるのが特徴的で、睡眠が障害されることがあります。

また、腱板が断裂すると、上腕骨頭を肩甲

図1　腱板断裂MRI像

完全断裂（右肩）

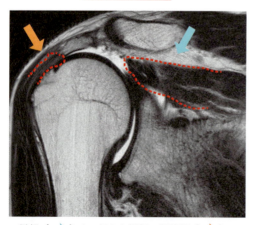

● 腱板（➡）と、切れた腱板の断端部（➡）

部分断裂（右肩）

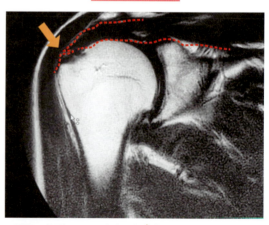

● 腱板に亀裂が入った状態（➡）

図2 鏡視下腱板修復術

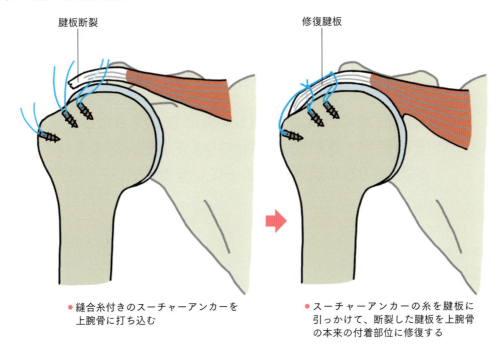

- 縫合糸付きのスーチャーアンカーを上腕骨に打ち込む
- スーチャーアンカーの糸を腱板に引っかけて、断裂した腱板を上腕骨の本来の付着部位に修復する

骨関節窩に押し付けて安定させることができず、筋力が低下して腕を挙上することが困難となります。

腱板断裂は加齢とともに増加しますが、無症候性断裂の症例も多く存在します（全体の3分の2程度）[1]。

受傷後、注射や理学療法などの保存療法で症状が軽快することがありますが、活動性が高い患者さんで症状が続く場合は、手術を検討します。手術は、**スーチャーアンカー**（→ Q41）を使用し、断裂した腱板を本来の付着部位に修復する**鏡視下腱板修復術**（arthroscopic rotator cuff repair：**ARCR**）が行われます（図2）。

術後は、腱板断裂の大きさにより個人差はありますが、修復した腱板へのストレスを軽減するために、約3週間は外転装具の装着が必要です。

文献
1) 松本善企：肩腱板断裂．整形外科看護 2017；22（4）：12-13.
2) 星加昭太：腱板断裂．整形外科看護 2016；21（4）：10-17.
3) 八田卓久：肩腱板断裂．整形外科看護 2018；23（5）：9-12.

3 肩・肘関節

Q38 石灰性腱板炎の症状は何？石灰はどこに、なぜできるの？

A 肩腱板内に石灰が沈着して炎症症状をきたし、安静時痛・運動時痛が起こります。石灰ができるはっきりした原因はわかっていません。

病棟
植田美和

中年女性に多く、急性の肩痛で発症

石灰性腱板炎は、肩腱板内にリン酸カルシウム結晶（石灰）が沈着する疾患で、40～50歳代の女性に好発します。

石灰沈着を認めるだけの無症状の期間もありますが、石灰の増大にともない急性の炎症症状を引き起こすとされています。そのため、誘引なく突然の強い肩痛で発症することがしばしばあります。

X線撮影によって、腱板部分に石灰沈着を確認できます（図1）。

薬物療法、理学療法による保存療法が中心

安静時痛や夜間痛がある急性期は、三角巾着用などで安静を図り、非ステロイド抗炎症薬（NSAIDs）の内服、ステロイドと局所麻酔薬の肩峰下滑液包（subacromial bursa：SAB）内注射（→Q40）などを行います。

図1　石灰性腱板炎（左肩）

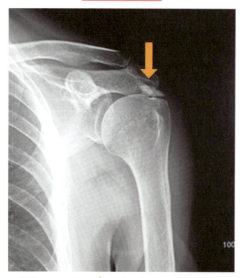

単純X線画像

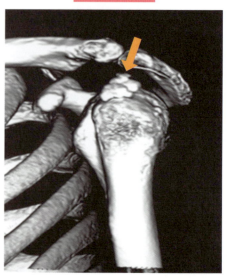

3D-CT画像

●沈着した石灰（ ➡ 、白く光る部分）

石灰沈着を穿刺して、泥状の石灰を吸引できる場合もあります。

急性の炎症消失後も、運動時痛など症状の残存する症例に対しては、肩甲帯の柔軟性を出すことを目的にした理学療法を行います。

近年は体外衝撃波治療の有効性も報告されています[1]。

各種保存療法を行っても、沈着した石灰によるインピンジメント（ここでは、肩関節を動かした際に沈着した石灰が上腕骨－肩峰の間で引っ掛かる状態）によって疼痛が遷延している症例に対し、**鏡視下石灰摘出術**を行う場合があります。

文献

1) Sabeti-Aschraf M, Dorotka R, Goll A, et al. Extracorporeal shock wave therapy in the treatment of calcific tendinitis of the rotator cuff. *Am J Sports Med* 2005；33（9）：1365-1368.
2) 高橋憲正，菅谷啓之，萩原嘉廣，他：肩石灰性腱板炎手術症例の臨床的特徴. 肩関節 2010；34（2）：499-502.
3) 佐々木毅志，高岸憲二：clinical question「石灰性腱板炎はどのように治療しますか？」*Locomotive Pain Frontier* 2016；5（1）：48-49.
4) 日本整形外科学会ホームページ. https://www.joa.or.jp/public/sick/condition/calcific tendinitis.html（2019.4.10. アクセス）

3 肩・肘関節

Q39 五十肩とはどのような疾患なの？

A 肩関節痛と運動制限を主訴とする疾患のなかで、中年以降50歳代に多く発症し、原因と病変部位が明らかな疾患を除外したものをいわゆる五十肩といいます。

病棟
植田美和

中年以降に起こる肩関節周囲炎が「五十肩」

肩関節の痛みと運動制限を主訴に、外来を訪れる患者さんは非常に多いです。感染や外傷などの誘因なくそのような症状がみられ、検査などで石灰性腱板炎や腱板損傷、肩峰下滑液包炎、上腕二頭筋長頭筋腱炎などの疾患を否定されたものを海外ではfrozen shoulder（凍結肩）と呼びます。日本では肩関節周囲炎と診断し、中年以降という年齢的要素と拘縮を伴うものに対して「五十肩」と称するのが一般的です。

単純X線で異常がなく、診察で全方向高度可動域制限（挙上100°、外旋10°、結帯動作殿部以下）を認めた場合、狭義の凍結肩と定義され、関節包炎が原因と考えられています。

全方向または高度ではない可動域制限の場合、腱板断裂などが合併していることがある

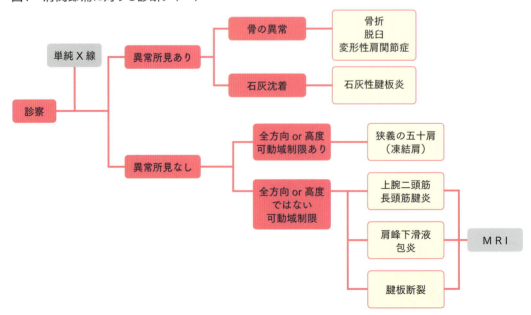

図1　肩関節痛に対する診断チャート

ので、MRIなどの画像検査を検討します（図1）。

1. 急性期の治療

　主な症状は、肩関節痛（夜間痛が強い）と自他動の運動制限（挙上と外旋、外転）です。痛みの強い腱板疎部、肩峰下滑液包（SAB）には、ステロイド入り局所麻酔薬または、ヒアルロン酸ナトリウムの注射が有効です（➡ Q40）。

　そのほかに、非ステロイド抗炎症薬（NSAIDs）の投与、強い痛みが治まれば拘縮予防を目的としたリハビリを行います。

2. 慢性期の治療

　拘縮が主症状です。結髪や結帯動作に支障をきたすようになり、肩関節周囲筋群の拘縮が進むと、すべての方向に運動制限が起こります。

　拘縮の改善を目的としたリハビリを行い、機能回復を図ります。適切な理学療法・注射・投薬などで、大半は症状が改善します。しかし、保存療法に反応せず日常生活に支障をきたす場合、**関節鏡視下授動術**などの手術適応になる症例もあります。

文献

1) Itoi E, Arce G, Bain GI, et al. Shoulder stiffnes：Concepts and Concerns. *Arthroscopy* 2016；32（7）：1402-1414.
2) Ueda Y, Sugaya H, Takahashi N, et al. Rotator Cuff Lesions in Patients with Stiff Shoulders：A Prospective Analysis of 379 Shoulders. *J Bone Joint Surg Am* 2015；97（15）：1233-1237.
3) 橋本卓，信原克哉：肩関節疾患に伴う肩甲帯部痛，五十肩（肩関節周囲炎）．*MB Orthopaedics* 2010；23（3）：23-29.
4) 佐々木毅志，山本敦史：肩関節周囲炎・腱板断裂の診断．*MB Orthopaedics* 2017；30（10）：129-137.

3 肩・肘関節

Q40 腱板断裂で痛みを訴える患者さんに、関節注射は効果があるの？

A 腱板断裂による炎症性疼痛に関節注射は有効です。

大池沙織

腱板断裂の痛み・炎症に関節注射を週1回行う

腱板断裂を起こすと、インピンジメントや、断裂に引き続いて起こる関節内の炎症による痛みが発生します。

肩峰下滑液包（SAB）や関節内（GH）の滑膜炎を鎮静化するために、局所麻酔薬（リドカイン塩酸塩）とステロイドの注射を週1回行います。また、関節内の動きを滑らかにするために、ヒアルロン酸ナトリウムの注射を施行する場合もあります（図1）。

局所麻酔薬は一時的な痛みを取り、ステロイドは炎症を鎮静化することで痛みを和らげ、注射の効果が持続します。炎症の程度により個人差はありますが、数日〜1週間ほど効果が持続します。

夜間痛や安静時痛が特徴的

腱板断裂による痛みの特徴として、夜間痛や安静時痛などの炎症性疼痛があります。疼痛が強くなると、睡眠が著しく障害されます。問診で「夜間の疼痛がつらい」「安静時も痛い」といった訴えをする患者さんに対して、鎮痛薬の内服や注射などで十分な除痛を考慮する必要があります。

注射実施時は初回のショックに注意する

局所麻酔の副作用として、急性中毒やアナフィラキシーショックなどがあるので、特に初回の注射時は十分な観察が必要です。糖尿病が既往にある患者さんは、急激に血糖コントロールが悪化し感染リスクが上昇する危険もあるため、ステロイドの使用に慎重になる必要があります。

長期間、複数回注射を施行することで、感染リスクや関節変性、骨壊死のリスクも上がるため、長期間複数回の注射は避けましょう。

文献
1) 星加昭太：腱板断裂．整形外科看護 2016；21（4）：10-14．
2) 藤田聡志：肩峰下滑液包内注射法．龍順之助編，整形外科医のための局所麻酔法・ブロック療法ABC，メディカルビュー社，東京，2007：25-29．

図1 関節注射の使い分け

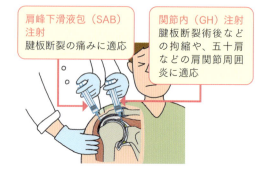

肩峰下滑液包（SAB）注射
腱板断裂の痛みに適応

関節内（GH）注射
腱板断裂術後などの拘縮や、五十肩などの肩関節周囲炎に適応

3 肩・肘関節

Q41 バンカート修復術って、どのような手術なの？

A 反復性肩関節脱臼によって緩んでしまったバンカート損傷部分を引っ張り上げ、スーチャーアンカーを用いて修復する手術です。

手術室

品川良太

肩甲上腕関節は最も脱臼しやすい関節

　肩甲骨関節窩と上腕骨頭によって形成される肩甲上腕関節は、球関節であり、人体で最も大きな可動性を有する関節です。その反面、人体で最も脱臼しやすい関節でもあるため、関節窩の周囲には関節唇や靱帯が付着し、安定性を高めています。

バンカート損傷を修復し、脱臼を防ぐ

　バンカート損傷とは、反復性肩関節脱臼により関節唇－下関節上腕靱帯複合体が肩甲骨関節窩から剥離し、緩んだ状態です（図1）。

　保存療法としては、理学療法による肩周囲筋群の強化を中心とした機能訓練を行います。しかし、理学療法により肩関節の安定性を得たとしても、外力が加わったときに再脱臼する可能性があります。また、脱臼を繰り返してしまった場合、骨欠損（肩甲骨関節窩の摩耗・骨折、ヒルサックス損傷➡Q42など）の拡大や、変形性肩関節症に至る可能性が高いため、手術によりバンカート損傷部位を修復して脱臼を防ぐ必要があります。

　理学療法により身体機能が改善しても、日常生活やスポーツ活動が困難である場合や、下関節上腕靱帯複合体が骨片ごと肩甲骨関節窩から剥離してしまった状態（**骨性バンカー**

図1　バンカート損傷

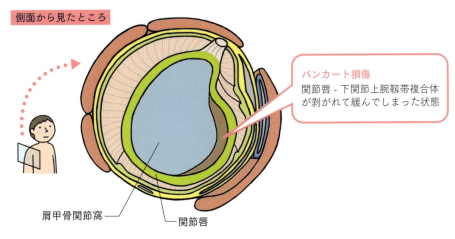

側面から見たところ

バンカート損傷
関節唇 - 下関節上腕靱帯複合体が剥がれて緩んでしまった状態

肩甲骨関節窩　　関節唇

ト損傷）である場合は手術適応となります。

　全身麻酔と腕神経叢ブロックを併用し、上半身を持ち上げたビーチチェア体位で、関節鏡視下バンカート修復術が行われます。この手術は関節鏡を用いて、高強度糸を用いた非金属製のスーチャーアンカー（図2）を肩甲骨関節窩に打ち付けて、その糸でバンカート損傷部分を引っ張り上げ、靱帯や骨を肩甲骨関節窩に固定し、修復する方法です（図3）。関節鏡視下手術なので、5mm程度の手術創が3、4か所程度で手術が行えます。

　患者さんの年齢・活動性・スポーツの種類などを考慮し、術中に関節内の病態を観察したうえで補強措置（→ Q42 ）の必要性を検討します。

図2　スーチャーアンカー
● 縫合糸付きの小さなビス

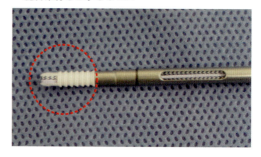

文献
1) 菅谷啓之：私のアプローチ．菅谷啓之編，実践 反復性肩関節脱臼 鏡視下バンカート法のABC．金原出版，東京，2010：100-106．
2) 高橋憲正，菅谷啓之：反復性肩関節脱臼に対する基本手技としての鏡視下Bankart法．菅谷啓之編著，肩関節外科 手術テクニック，メディカ出版，大阪，2014：5-15．
3) 菅谷啓之：鏡視下Bony Bankart法．菅谷啓之編，肩関節手術のすべて，メジカルビュー社，東京，2018：10-17．

図3　バンカート修復術

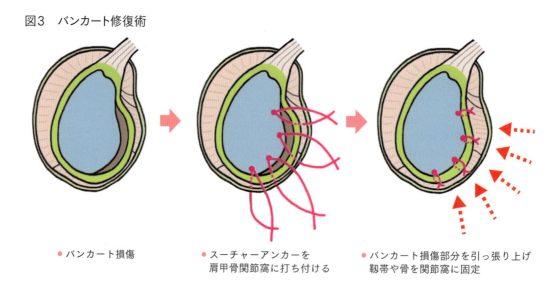

● バンカート損傷
● スーチャーアンカーを肩甲骨関節窩に打ち付ける
● バンカート損傷部分を引っ張り上げ靱帯や骨を関節窩に固定

3 肩・肘関節

Q42 レンプリサージって何?

A ヒルサックス損傷を認め、再脱臼の可能性が高いと判断された場合に関節鏡視下バンカート修復術に追加する補強措置です。

手術室
品川良太

ヒルサックス損傷の再脱臼を防ぐ補強措置

　反復性肩関節脱臼による脱臼時に、肩甲骨関節窩に上腕骨の後方が押し付けられることによって上腕骨の後方が陥没する状態を**ヒルサックス**（Hill-Sachs）**損傷**といいます（図1）。その骨欠損が大きい場合、また再脱臼の可能性が高いスポーツ（ラグビーやアメリカンフットボールなど）に復帰する場合、術後の再脱臼予防のための補強措置として行われるのが**レンプリサージ**（remplissage）です。

　レンプリサージは、ヒルサックス損傷部にスーチャーアンカーを打ち付け、棘下筋腱・小円筋腱を高強度糸にて縫着することで、上腕骨頭の前方への脱臼を抑制する補強処置です（図2）。これにより、術後の再脱臼を防ぎます。

その他の方法に、腱板疎部縫縮術もある

　関節包は肩甲下筋、棘上筋、棘下筋、小円筋という腱板筋群によって囲まれています。このうち、肩甲下筋と棘上筋との間には腱板疎部と呼ばれる間隙があります（→3 肩・肘関節ここだけはおさえておきたい）。

　腱板疎部縫縮術（RI closure）は、この肩甲下筋腱と棘上筋腱の上関節上腕靱帯部、または烏口上腕靱帯部を最大外旋位で縫合する方法です。これにより術後の再脱臼を防ぐと考えられ、最大外旋位で行うことで術後の外旋制限は最小限に抑えられます。

　しかし、これらの補強措置は肩関節外旋可動域を制限してしまうことから、投球動作を要するアスリートには原則として行えません。そのため、術前に患者さんの年齢・活動性・スポーツの種類などを考慮・評価し、補強措置の必要性と行うべき術式をあらかじめ決定しておくことが必要であり、できる限り術後の可動域制限を残さないようにすることが重要です。

文献
1) 山本宣幸, 佐野博高, 井樋栄二：反復脱の病態とバイオメカニクス. 菅谷啓之編, 実践 反復性肩関節脱臼 鏡視下バンカート法のABC, 金原出版, 東京, 2010：29-37.
2) 河合伸昭, 菅谷啓之：反復性肩関節脱臼に対する補強措置としての腱板疎部縫合およびHill-Sachs Remplissage. 菅谷啓之編著, 肩関節外科 手術テクニック, メディカ出版, 大阪, 2014：16-26.
3) Boileau P, O'Shea K, Vargas P, et al. Anatomical and Functional Results After Arthroscopic Hill-Sachs Remplissage. *J Bone Joint Surg Am* 2012；94（7）：618-626.

図1 ヒルサックス損傷に対するレンプリサージ

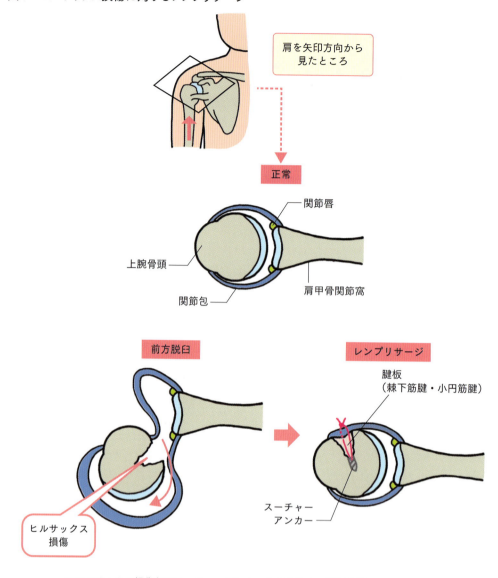

- ヒルサックス損傷部にスーチャーアンカーを打ち込み、腱板を縫うことで、ヒルサックス損傷部を充填し、前方への移動を抑制する

3 肩・肘関節

Q43 スラップ損傷ってどのようなもの？

A 肩のスポーツ障害の1つで、関節窩を覆っている上方関節唇の損傷をいいます。

病棟
木本麻美

上方関節唇をSLAPという

　関節唇は、関節窩の輪郭を土手のように覆う繊維状の組織で、上腕骨頭を関節窩に安定させる働きがあります。これらは、上方関節唇・下方関節唇・前方関節唇・後方関節唇に分けられ、そのうちの上方関節唇のことをSLAP（superior labrum anterior and posterior）といいます。

SLAP損傷は4タイプに分けられる

　SLAP損傷の原因は野球によるものが最も多く、テニスやバレーボールなどのオーバーヘッド動作で投げたり打ったりする動作の繰り返しにより、関節唇の上腕二頭筋腱の関節窩付着部が剥離または断裂することで起こります。また、転倒し、肩外転・軽度屈曲位で手を付く際の突き上げや、肩関節（亜）脱臼などでも生じることがあります。

　SLAP損傷の症状として、ボールを投げたり、打ったりする際に痛みを生じます。また、関節内の引っ掛かり感やクリックなどの訴えや、時に不安定感なども認めることがあります。

　分類としては、Snyder分類（図1）があり、type 1～4[1)]に分けられます。

図1　Snyder分類

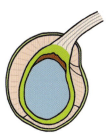

type1
上腕二頭筋長頭筋腱
関節窩
● 関節唇の変性のみで剥離がない状態

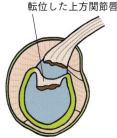

type2
● 上方関節唇が関節窩から剥離した状態（臨床上最も多い）

type3
転位した上方関節唇
● バケツ柄状の損傷で断裂した関節唇実質が転位し、関節内に嵌頓しうる状態

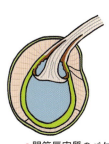

type4
● 関節唇実質のバケツ状断裂に加え、損傷が長頭腱に及んでいる状態

菅谷啓之：肩と肘のスポーツ障害 診断と治療のテクニック．中外医学社，東京，2012：182-183．を参考に作成

図2 SLAP損傷の修復法

①前上方の単結節縫合　　②前方単結節と後方のマットレス縫合

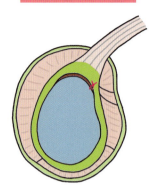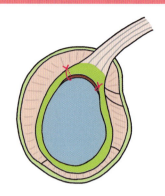

高橋憲正：SLAP損傷に対する鏡視下手術．関節外科 2017；36（suppl）：53．を参考に作成

保存療法で効果がなければ、手術を考慮する

　治療として、保存療法が有用なので、まずは投球など負担となる動作をやめて肩を休めます。ほとんどが肩の問題というより、肩甲帯や胸郭、体幹、股関節などに問題が生じているため、それぞれにアプローチして肩に負担のかかりにくいフォームができるような体作りをめざします。

　機能が改善すると、無症候性になることが多いです。

　保存療法で効果がなければ、手術が考慮されます。関節鏡視下で、剥離したSLAP病変を切除または修復します（図2）。Type 2 （combined anterior and posterior type）に対しては図2-①[2]、後方への損傷部位が広く前方のみの単結節縫合で制動が不十分な症例では図2-②[2]で縫合します。この場合、競技復帰には術後約10か月かかります。

文献
1) 菅谷啓之：肩と肘のスポーツ障害 診断と治療のテクニック．中外医学社，東京，2012：181-187．
2) 吉矢晋一編：関節鏡手術の最新の話題．関節外科 2017；36（4月増刊号）．

3 肩・肘関節

Q44 TSAとRSAって何？

A 人工肩関節置換術の術式です。適応条件や人工関節の構造などに違いがあります。

病棟　小山智子

肩甲骨関節窩と上腕骨頭を人工関節に置換するTSA

　変形性肩関節症、関節リウマチなどにより、肩甲骨関節窩や上腕骨頭が変形することで、保存療法を行っても疼痛や可動域制限などの症状がある場合に、人工肩関節置換術が検討されます。

　腱板機能は保たれているが肩甲骨関節窩と上腕骨頭の変形が進行した場合、疼痛の除去および肩機能障害の改善を目的として、肩甲骨関節窩と上腕骨頭を、解剖学的に同様の形をした人工関節に交換します。これを**人工肩関節全置換術**（total shoulder arthroplasty：TSA、図1）といいます。

　TSAにより、腱板と三角筋の双方の力で挙上運動が可能になることが期待されます。しかし、広範囲の腱板断裂などで腱板機能が失われていると、三角筋のみで挙上運動をすることになり、上腕骨頭が上方に移動して（図2）、疼痛や可動域制限を生じる原因となるため、TSAの適応外になります。

腱板機能がない場合、条件次第でRSAを考慮

　そこで、腱板修復が困難で機能改善が望めない場合には、**リバース型人工肩関節置換術**

図1　人工肩関節全置換術（TSA、右肩）

解剖イメージ

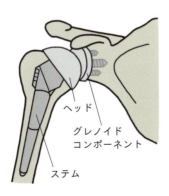

術後X線画像

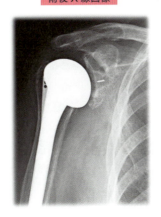

図2 三角筋のみでの挙上運動

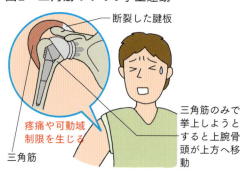

図4 回旋中心の移行（RSA）

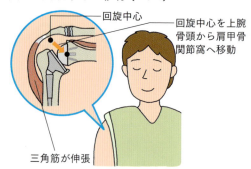

図3 リバース型人工肩関節置換術（RSA、右肩）

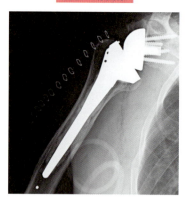

（reverse shoulder arthroplasty：**RSA**）が考慮されます。RSAは2014年4月から日本に導入された術式です。

RSAは肩甲骨関節窩と上腕骨頭が反対の構造になっており（図3）、肩甲上腕関節の回旋中心を上腕骨頭から肩甲骨関節窩へ移動させること（図4）で、腱板の力がなくても三角筋の力で挙上運動が可能になり、関節の安定化と挙上動作の改善が期待できます。

RSAの適応条件には、保存療法に効果がなく**偽性麻痺肩**（肩関節の自動挙上運動ができなくなる状態）を認め、一次修復不能でX線において肩甲骨関節窩と上腕骨頭に関節症性変形が及ぶ、原則70歳以上、と定められていました。しかし、2016年に改訂されたガイドライン[1]において、一次修復不能な腱板断裂性関節症や腱板広範囲断裂において、偽性麻痺肩を認めない場合でも機能障害が著しい場合で、そのうち70歳未満であっても実施可能とされました。しかし、術後脱臼・感染・骨折などの合併症のリスクがあることや、予防的な術式ではなく治療の最終手段であることを理解し、慎重に適応を選択する必要があります。

文献
1) 日本整形外科学会リバース型人工肩関節ガイドライン策定委員会：リバース型人工肩関節ガイドライン，2016．
2) 菅谷啓之：Aequalis™ Reversed Shoulder．臨床整形外科 2017；52（2）：125-131．
3) 菅谷啓之：リバース型人工肩関節置換術の手術適応と手技．関節外科 2015；34（10）：1034．

3 肩・肘関節

TSAとRSAの術中の出血量はどの程度なの？

当院で行った術中出血量の調査ではTSAで125.8mL、RSAで192.0mLでした。

手術室
伊藤和美

TSAとRSAの出血量は決して多くはない

人工肩関節置換術は上腕骨を切離するため、髄腔からの出血や、展開操作による皮下や軟部組織などからの出血を伴います。人工肩関節全置換術（TSA）とリバース型人工肩関節置換術（RSA）の上腕骨の展開方法には、前方アプローチ（delto-pectorol approach、図1）と上外側アプローチ（supero-lateral approach、図2）という2つの進入方法があります。特に上腕骨近位端骨折に関しては、上外側アプローチで行うと大結節へのアプローチは容易となります。

2014年5月から2017年4月まで、当院で実施したTSA：50件、RSA：164件の術中出血量を調査しました（表1）。平均の術中出血量は、TSAで125.8mL、RSAで192.0mLでした。

当院における別の調査では、手術時間と術中出血量は中程度の正の相関を示しており、手術時間が長くなることが予想される骨折続発症例などに注意が必要です。

さらに、術中出血量については、初回手術例と比較し、再手術例で有意に多かったとの報告[1]や、手術導入初期に有意に出血量が多かったとの報告があります。

図1　前方アプローチによる上腕骨（右肩）の展開

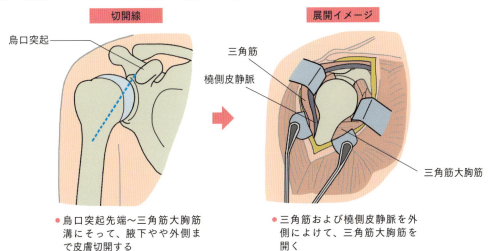

切開線
- 烏口突起
- 烏口突起先端〜三角筋大胸筋溝にそって、腋下やや外側まで皮膚切開する

展開イメージ
- 三角筋
- 橈側皮静脈
- 三角筋大胸筋
- 三角筋および橈側皮静脈を外側によけて、三角筋大胸筋を開く

図2 上外側アプローチによる上腕骨（右肩）の展開

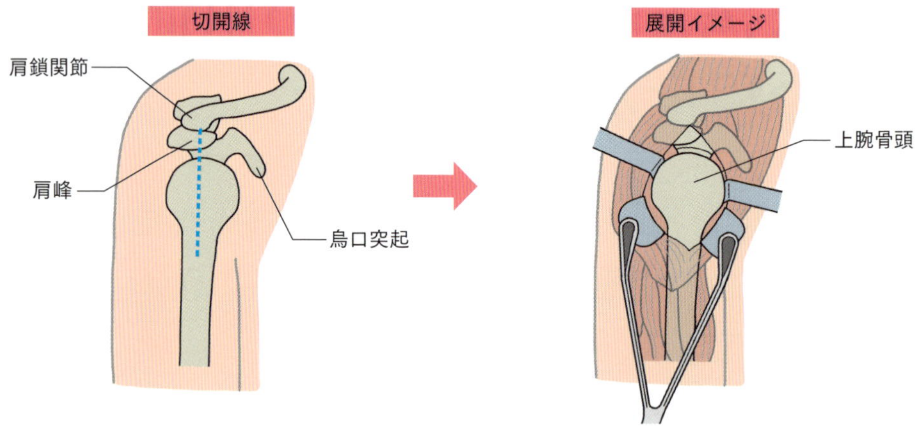

切開線

肩鎖関節
肩峰
烏口突起

展開イメージ

上腕骨頭

● 肩鎖関節〜肩峰前縁にそって、約4cm下方へ皮膚切開する

● 三角筋前部と烏口肩峰靱帯の肩峰付着部を、肩鎖関節まで剥離し、肩甲下滑液包を切離して肩を屈曲、外旋させ上腕骨頭を脱臼させる

表1 当院におけるTSAとRSAによる出血量の比較

	TSA	RSA
手術件数	50件	164件
術中出血量	125.8mL	192.0mL
手術時間	106分	112分

トラネキサム酸で出血量を抑えられる可能性がある

トラネキサム酸投与による止血効果は、人工股関節・人工膝関節手術では広く知られています[2]。

当院でもRSAに対し応用し、投与による効果を調査しました。執刀開始直前にトラネキサム酸を投与することで、術後出血量が有意に減少し、術中出血量は投与により少なくなる傾向がありました[3]。現在は執刀前と閉創前にトラネキサム酸1,000mgずつを静脈内投与し、術後出血のコントロールを図っています。

文献

1) 古澤志穂, 高橋憲正, 菅谷啓之, 他：リバース型人工肩関節置換術における出血量の調査. 自己血輸血 2015；28（1）：63-67.
2) 今井教雄, 堂前洋一郎, 須田健, 他：THA手術手技・合併症　人工股関節置換術におけるトラネキサム酸投与による総出血量の比較　投与法による違い. 日本人工関節学会誌 2011；41：596-597.
3) 松葉友幸, 高橋憲正, 菅谷啓之, 他：RSA周術期にトラネキサム酸投与を行った出血量の調査. 肩関節 2018；42：487-490.

3 肩・肘関節

Q46 RSAでは、なぜドレーンを留置するの？

A RSAは構造上、肩峰下に死腔が生じるため、ドレーンの留置が推奨されています。

手術室　伊藤和美

RSAは構造上、死腔が生じる

　人工肩関節全置換術（TSA）のインプラント形状は、他の人工関節置換術と同様、解剖学的な構造となっています（→Q44）。

　一方、リバース型人工肩関節置換術（RSA）は逆の発想で、肩甲骨関節窩に半球状のインプラントを、上腕骨側にソケット上のインプラントを設置する半拘束型の人工肩関節です（→Q44）。上腕骨頭の中心が、解剖学的な位置より遠位および内側に移動することで、三角筋による腱板機能の代償作用が得られます。そのため、腱板広範囲断裂や、腱板機能が破綻し関節症を生じた腱板断裂性関節症に使用することができます。

　しかし、RSAの場合、切除した上腕骨頭が引き下がることによって、肩峰下に死腔が生じることになります（図1）。そのため1～20％の割合で血腫が形成されることが報告されています[1]。

ガイドラインでもドレーン留置を推奨

　RSAの構造的な特性にともない、死腔となった肩峰下に血腫を生じることがあります。また、血腫は感染の培地となることも考えられます。

　そのため、日本整形外科学会のガイドライン[2]では、術後にドレーン留置を推奨しています。当院では、閉鎖式ドレーンを使用し、術後2日まで留置しています。

　なお、現在RSAは、日本整形外科学会が認定する有資格者のみが実施できる術式となっています。

文献
1) Cuff D, Pupello D, Virani N, et al. Reverse shoulder arthroplasty for the treatment of rotator cuff deficiency. J Bone Joint Surg Am 2008；90（6）：1244-1251.
2) 日本整形外科学会リバース型人工肩関節ガイドライン策定委員会：リバース型人工肩関節ガイドライン，2016：6.

図1　肩峰下の死腔形成

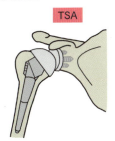
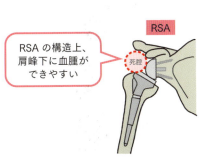

RSAの構造上、肩峰下に血腫ができやすい

3 肩・肘関節

Q47 遊離体摘出術って、どのような手術なの?

A 関節腔内に生じた小さな組織片を、切開あるいは関節鏡によって取り除く手術です。痛みや運動障害を改善するために行います。

病棟
川上泰幸

離断性骨軟骨炎などで関節遊離体が生じる

関節腔内にある骨片や軟骨片を**関節遊離体**といいます。正常骨の母床から離断した遊離体が関節腔内で自由に移動するため、"関節ねずみ"とも呼ばれます（図1）。遊離体の場所や数により症状はさまざまですが、遊離体が関節面に挟まり込んだときに、痛みや違和感、可動域制限といった症状が現れます。無症状で経過することもあります。

関節遊離体が生じる代表的な疾患としては、**離断性骨軟骨炎、滑膜骨軟骨腫症**などが挙げられます。なかでも、離断性骨軟骨炎は関節遊離体を生じやすい疾患です。小児期から青年期の男子にスポーツ障害としてみられることが多く、肘関節上腕骨小頭部や膝関節大腿内側顆に頻発します。

全身麻酔で鏡視下手術を行う

まずは単純X線やCT、MRIなどの画像検査により診断を行います。生じている症状が関節遊離体によるものと診断されれば、観血的手術により摘出することが多いです。

肘の関節遊離体摘出術は、全身麻酔下に関節鏡を用いて行います（図2）。肘関節周囲に5〜6か所の小切開を加え、関節鏡を挿入し遊離体を摘出します。遊離体を摘出するだけであれば、手術自体は1〜2時間程度で終了しますが、軟骨やその他の損傷部位があり、それらの処置も行うのであれば、さらに時間はかかります。

術後は、原疾患にもよりますが、遊離体を摘出しただけであれば、特に可動域制限などは行っていません。術後早期にリハビリを行い、関節可動域の回復などを図ります。

図1 肘関節内に生じた関節遊離体

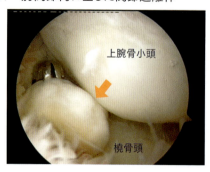

図2 肘の関節遊離体摘出術の術中体位（腹臥位）

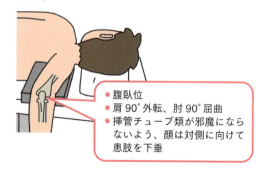

- 腹臥位
- 肩90°外転、肘90°屈曲
- 挿管チューブ類が邪魔にならないよう、顔は対側に向けて患肢を下垂

3 肩・肘関節

Q48 自家骨軟骨柱移植術って何？

A 軟骨損傷に対する手術療法のことです。自分の膝から採取した骨軟骨柱を肘に移植する手術です。

病棟
川上泰幸

関節軟骨は再生が難しく、手術の適応になる

　関節軟骨（以下、軟骨）は血管を有しておらず、何らかの原因で損傷を受けた場合、修復に必要な細胞や栄養の供給がなく、組織修復能力に乏しいという特徴があります。したがって、保存療法による軟骨再生は期待できず、軟骨修復術や移植術を行うことになります。

　対象は**離断性骨軟骨炎**などで、上腕骨小頭軟骨面の大きな欠損が生じているものです。

自家骨をモザイク状に移植し、スポーツ復帰も可能に

　自家骨軟骨柱移植術は、軟骨の損傷部位に対して、膝から採取した軟骨付きの骨組織（骨軟骨柱）数本をモザイク状に充填する移植術です（図1、2）。自家骨のため、骨組織は比較的すみやかに癒合し、軟骨の欠損部位は同じ硝子軟骨で置き換えられるのが特徴です。硝子軟骨の間のわずかな隙間は、線維軟骨という別の組織で再生されます。

　手術は全身麻酔下に関節鏡を用いて行います。まず病変部をクリーニングします。続い

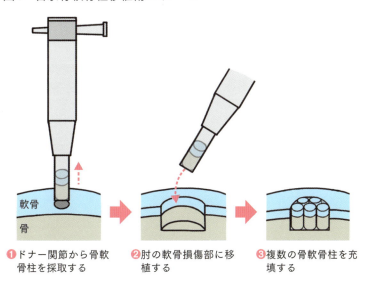

図1　自家骨軟骨柱移植術のイメージ

❶ドナー関節から骨軟骨柱を採取する　❷肘の軟骨損傷部に移植する　❸複数の骨軟骨柱を充填する

図2　手術の実際

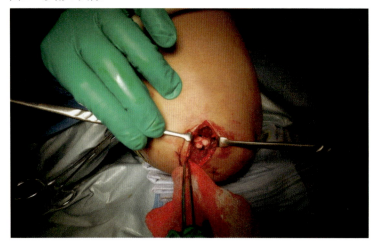

● 膝から採取した自家骨軟骨柱を肘の軟骨欠損部に充填したところ

て、膝関節の非荷重部をドナーとして骨軟骨柱を採取します。軟骨欠損部のサイズに合わせ、径6～10mm、長さ10～15mm程度の骨軟骨柱を数本採取します。これらを軟骨欠損部へ打ち込むように移植し、切開部を縫合して終了です。

　術後は、手術翌日までシーネなどで肘関節を固定し、安静を保ちます。骨軟骨柱の固定性は良好であるため、術翌日以降は肘関節の固定は行わず、関節可動域の制限も行いません。退院時には、創部の感染徴候や手指のしびれなどの神経症状の有無について継続的に観察するよう指導します。また、退院後の生活に不安を抱かないよう、日常生活レベルであれば特に動作の制限はないことを伝えます。

　ドナー関節である膝関節も、非荷重部からの採取であるため、術後の固定は行っていません。ただ、健常な非荷重の部位とはいえ、組織を採取していますので、退院後に何らかの症状が生じないか継続的に注意していく必要はあります。

　退院後は外来通院にて経過観察しながら段階的にリハビリを実施していきますが、最終的にはスポーツ復帰も可能となります。

文献
1) 高岡邦夫：第1編6骨・軟骨の損傷修復と再生．鳥巣岳彦，国分正一総編集，標準整形外科学第9版，医学書院，東京，2005：55-58.
2) 菅谷啓之，髙橋憲正，河合伸昭，他：広範型上腕骨小頭離断性骨軟骨炎に対する自家骨軟骨柱移植術－手術のタイミングと臨床成績－．日肘関節会誌別冊 2012；19（2）：98-101.
3) 岩堀裕介：上腕骨小頭離断性骨軟骨炎に対する骨軟骨柱移植術―術式の留意点と5年以上の成績―．整外最小侵襲術誌 2015；74：49-59.

3 肩・肘関節

Q49 肩関節の手術は、なぜビーチチェア体位で行うの？

A 上肢を自由に動かすことができ、術中は肩の全方向からアプローチが可能だからです。

手術室
伊藤和美

肩関節を多方向から評価できるビーチチェア体位

　肩関節手術は、主に側臥位またはビーチチェア体位（図1）で行われています。

　ビーチチェア体位の特徴は、手術中に上肢を自由に動かせる点にあります。術前に行っている上肢の動態評価を、手術中にも同じ方法で評価することができます。

　また上肢を牽引することで術中の視野を確保でき、仰臥位よりも前方からのアプローチが容易であるといわれています（図2）。

ビーチチェア体位は特殊体位の1つ

　ビーチチェア体位をとると、脳への酸素供給の低下や空気塞栓症、静脈還流量の低下などが懸念されることがあります。また手術操作や術中の上肢牽引が原因で、手術側の腕神経叢麻痺や頸椎損傷が一過性に発生したという報告もありますが、当院での発生はありません[1)-3)]。

　ビーチチェアポジショナーや**リムポジショナー**などの特殊機材が必要となる場合が多く、購入は高価ですが、助手が不要となる利点もあります。

文献
1) 中根康博, 菅谷啓之, 前田和彦, 他：経験と考察 ビーチチェアポジションによる肩関節鏡視下手術の安全性. 整形外科 2007；58（11）：1433-1437.
2) 安井謙二, 加藤義治：ビーチチェアポジションでの肩関節鏡視下手術後に生じた頸髄損傷. 肩関節 2001；35（2）：693-695.
3) 深谷泰士, 大羽宏樹, 井戸田大, 他：肩関節鏡視下Bankart修復術後に腕神経叢麻痺をきたした1例. 肩関節 2015；39（3）：838-840.

図1　ビーチチェア体位

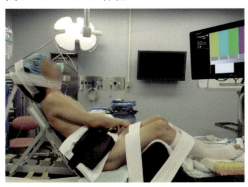

図2　ビーチチェア体位での前方操作

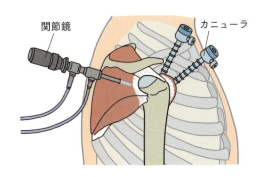

3 肩・肘関節

Q50 上肢の術後の神経麻痺に対する観察ポイントは何？

A 神経の支配領域を意識し、手首から手指の動きを観察しましょう。

病棟
小磯賢一

上肢の手術で神経損傷を起こすことがある

　上肢の神経は、腕神経叢（鎖骨上窩）で**末梢神経根**を形成し、腋窩を通り末梢へと伸びています（図1）。それぞれ、❶腋窩神経、❷筋皮神経、❸橈骨神経、❹正中神経、❺尺骨神経へと分岐していきます（図2）。

　手術操作や上肢の圧迫・牽引によって、術後に神経損傷を起こすことがあります（表1）。

神経麻痺も視野にアセスメントする

　浮腫や腫脹が強い場合は、循環障害を伴ったり、神経の圧迫による神経障害が発生する危険性が高くなるため、20～30分ごとに手首から手指の動きを観察することが必要です。動きが良好であれば、1時間おきに観察しましょう。

　また**腕神経叢ブロック**施行の患者さんの場

図1　腕神経叢（右肩）

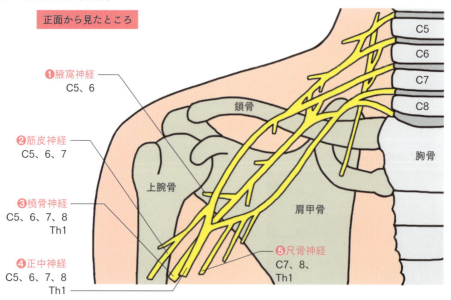

正面から見たところ

❶腋窩神経 C5、6
❷筋皮神経 C5、6、7
❸橈骨神経 C5、6、7、8 Th1
❹正中神経 C5、6、7、8 Th1
❺尺骨神経 C7、8、Th1

● 頸椎（C5～8）、Th1 から伸びる神経群で、鎖骨の下をくぐるように腋窩に向かって分布する。枝分かれして、腋窩神経、筋皮神経、橈骨神経、正中神経、尺骨神経となる

図2 上肢の神経（右上肢）

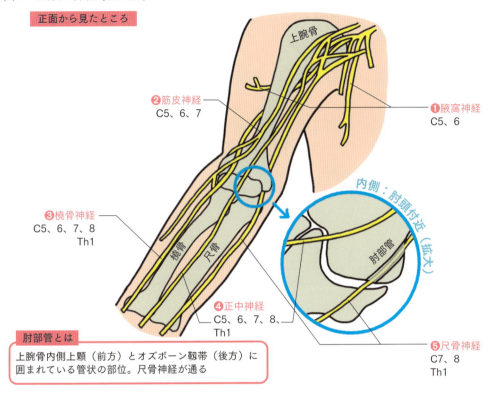

正面から見たところ

❶腋窩神経 C5、6
❷筋皮神経 C5、6、7
❸橈骨神経 C5、6、7、8 Th1
❹正中神経 C5、6、7、8、Th1
❺尺骨神経 C7、8 Th1

内側：肘頭付近（拡大）
肘部管

肘部管とは
上腕骨内側上顆（前方）とオズボーン靱帯（後方）に囲まれている管状の部位。尺骨神経が通る

表1 起こりうる神経麻痺とその症状

神経麻痺	症状
腕神経叢麻痺	上肢全体のしびれ、運動不良
腋窩神経麻痺	肩外側の知覚鈍麻、肩外転不良
筋皮神経麻痺	肘屈曲不良
橈骨神経麻痺	母指〜手背のしびれ、指伸展不良
正中神経麻痺	母指〜中指掌側のしびれ、指屈曲不良
尺骨神経麻痺	環指〜小指のしびれ、指外転不良

合、当院の先行研究の結果、4〜12時間ほど麻酔の効果が持続します。その間は上肢〜手指間に知覚・感覚鈍麻が発生します。もし「手が動かない」「しびれている」などの訴えがある場合、腕神経叢ブロックの効果による影響であることを説明しています。

術前にも、腕神経叢ブロックの効果を説明しておくと、患者さんの不安緩和につながります。個人差はありますが、10〜12時間を超えて知覚・感覚鈍麻症状が出ている場合には、神経麻痺も視野に入れて、観察・看護を行いましょう。

文献
1) 米谷泰一：術後看護のハテナ．整形外科看護 2006；11（秋季増刊）：86-87.
2) 逢坂佳宗：末消神経ブロックのQ&A．整形外科看護 2015；20（7）：39-45.
3) 櫻井真：鏡視下腱板修復術．整形外科看護 2015；20（2）：12-13.

3 肩・肘関節

Q51 肩関節鏡手術後の疼痛管理はどのようにしているの？

A 術中は、斜角筋間ブロック・局所麻酔を行い、アセトアミノフェンを投与して、積極的に疼痛管理を行います。

手術室　大野啓子

肩関節鏡視下手術は術後の疼痛管理が重要

肩関節の鏡視下手術は、低侵襲手術ではあるものの、組織損傷に加え、大量の灌流液を用いることによる肩の軟部組織の腫脹（皮下水腫）も生じるので、非常に激しい疼痛がみられるとされています。そのため、術直後から適切な疼痛管理を行う必要があります[1]。

全身麻酔による管理下で、斜角筋間ブロック（図1）を施行してから手術を開始します。術中は局所麻酔（表1）を使用し、手術終了前にアセトアミノフェンを投与します。

このように、作用機序の異なる薬剤を組み合わせて投与することで、相乗効果を得ながら、各薬剤の投与量を減らすことができます。

術後3時間より安静解除となるため、術後にも非ステロイド抗炎症薬（NSAIDs）やアセトアミノフェンを処方し（表2）、積極的に疼痛管理を行います。

文献
1) 西川精宣：肩関節手術後鎮痛―麻酔科からの視点. 整・災外 2013；56（13）：1561-1565.
2) 新山幸俊, 山蔭道明：脊椎外科手術後鎮痛―麻酔科からの視点. 整・災外 2013；56（13）：1571-1575.

図1　斜角筋間ブロック（超音波像）

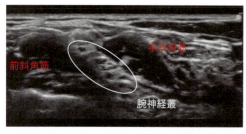

- 超音波ガイド下で、前斜角筋と中斜角筋の筋膜間を走行する第5～7頸神経（C5～7）をブロックする

表1　術中に用いる鎮痛薬

局所浸潤麻酔薬	ロピバカイン塩酸塩水和物（アナペイン®）＋アドレナリン（40万倍希釈）
斜角筋間ブロック	ロピバカイン塩酸塩水和物（アナペイン®）＋ステロイド＋生理食塩液

表2　術後疼痛薬の薬剤

術直後	ペンタゾシン（ソセゴン®）＋ヒドロキシジン塩酸塩（アタラックス®P）、筋肉注射
術後	● 男性：トラマドール塩酸塩／アセトアミノフェン配合錠（トラムセット®配合）、内服 ● 女性：フルルビプロフェンアキセチル（ロピオン®）、静脈注射
その他	NSAIDs内服・坐剤を頓用

- トラマドール塩酸塩で悪心・嘔吐を訴える女性が多いため、当院では男女で投薬を使い分けている

3 肩・肘関節

Q52 肩関節鏡手術後の入院中のADL拡大は、どのようにしているの？

A 肩関節の手術後は外転装具を着用します。術後3時間はベッド上安静となり、それ以降は歩行が可能で、飲食もできます。

病棟　笹森正子

装具によって生じる尺骨神経障害に注意

肩関節鏡手術後、帰室時から術後3時間は、ベッドアップ30°で酸素投与を行いながら、ベッド上安静となります。30分〜1時間ごとにバイタルサインをチェックし、全身状態の観察と輸液管理、疼痛管理、患肢の良肢位保持に努めます。創部はガーゼで保護され、患肢は外転装具を装着しています。

患肢は、患肢の神経麻痺に注意しながら適切なポジショニングを行い、掌握運動の確認、手関節の背屈・掌屈運動の確認、しびれの有無、知覚の異常を観察し、異常の早期発見に努めます。特に装着した装具による尺骨神経障害を起こすことがあり、第4・5指のしびれが持続する場合には、肘の内側が圧迫されていないか確認して、適宜タオルなどを使用して圧迫の解除を行います。

術後3時間が経過したら、安静解除

術後3時間で安静が解除されます。清拭を行い、更衣・装具着脱を指導します。

肩は屈曲外転内旋位に保ち、前額面で肩関節の高さが水平となり、肩から肘が垂直またはやや前方になるように調整します。

腸蠕動音が確認できれば、飲水・食事が可能で、鎮痛薬・持参薬の内服を開始します。健側での食事摂取となりますので、患側が利き手の場合は、スプーンやフォークを使用してもらいます。

術翌日には入浴も可能

手術翌日には、創状態の観察（出血や滲出液の有無、発赤や腫脹などの感染徴候の有無）を行い、トラブルがなければ消毒後に被覆材で保護します。

入浴・シャワー浴の際には、装具の代わりにペットボトルを腋窩に挟み、肘は力を抜いて伸展します。背中は柄付きブラシなどの使用を勧めています（図1）。

図1　シャワー浴の方法

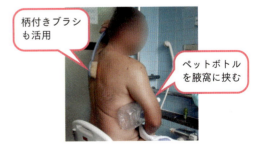

柄付きブラシも活用

ペットボトルを腋窩に挟む

文献
1) 髙橋憲正：肩関節疾患に対するチームアプローチ．日本運動器看護学会誌 2016；11：5-10．

3 肩・肘関節

Q53 肩関節鏡手術後、退院後の生活について、どのような指導をしているの?

A 患肢の装具装着は強いられますが、その他のADL制限は特にありません。術直後から3〜4週間は装具を装着し、創部は自己管理できるように説明します。

病棟
笹森正子

装具の装着と創部管理などをリーフレットで説明

肩関節鏡手術の退院後の生活について、リーフレットを用いて、装具装着・創部管理・日常生活の注意点などを指導しています。

1. 装具の装着

退院後も3〜4週間は患部に負担をかけないように24時間装具装着が強いられます。装具装着下での良肢位の保持が重要で、疼痛緩和にもつながります。装具装着のポイントとしては、両肩の高さはあっているか、十分に外転しているか、肩関節は軽度屈曲位か、十分に脱力できているか、といった点について姿勢を変えるたびに確認します(図1)。

特に就寝時は、装具を装着していることや姿勢が定まらないことによる不眠を訴える患者さんもいるため、タオルやクッションを使用して、疼痛のない良肢位保持に努めてもらいます。

2. 創部管理

創部は出血、滲出液、発赤がないかを鏡を見て、毎日自分で確認してもらいます。基本的には抜糸まで被覆材で保護されていますが、万が一、被覆材が剥がれてしまったとき

図1 装具装着のポイント

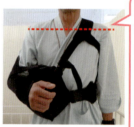

● 良肢位保持に努める

- 両肩の高さは合っている?
- 十分に外転保持している?
- 肩関節は軽度屈曲位?
- 十分に脱力できている?

は剥がれたままでよいこと、心配であれば市販されている絆創膏などで保護しても構わないことを説明します。

3. 日常生活

退院後から入浴が可能です。湯船に浸かったら、装具の代わりに腋窩に挟んでいるペットボトルは外して、リラックスするように説明します。

最後に、何か不安なことや聞きたいことなどがあれば、いつでも病院に電話するよう伝え、不安の軽減に努めています。

文献
1) 笹森正子:患者支援step up講座 第14回肩関節手術を受ける患者さんへの指導. 整形外科看護 2016;21(8):74-82.

4

疾患・病態別④

脊椎

ここだけはおさえておきたい

4 脊椎

伊藤美雪

解剖生理

脊椎は7個の頸椎、12個の胸椎、5個の腰椎、5個の癒合する椎体である仙骨、そして下部に4〜5個の不規則な骨核よりなる尾骨から形成されています。

各脊椎は、椎体と椎弓より成立し、その間にある脊柱管（椎孔）を囲んでいます（図1）。

検査

脊椎疾患で行う画像検査として、X線撮影、MRI検査、CT検査、脊髄造影検査などがあります。

主な疾患と治療

●腰椎椎間板症

椎間板は線維輪と髄核でできていて、椎体間でクッションの役目をしています（図2）。その一部が突出し神経を圧迫して症状が出ます。椎間板が加齢などにより変性し断裂して、椎間板の内容物が突出することを**腰椎椎間板ヘルニア**と呼びます。悪い姿勢での動作や作業、喫煙などで起こりやすくなります。

腰椎椎間板ヘルニアの治療は、保存的療法を原則としますが、痛みが高度の場合には、硬膜外ブロックなどの鎮痛を目的とした治療法も行われます。薬物療法には、筋弛緩薬・消炎鎮痛薬・ビタミンB剤などの内服薬が用いられます。

保存療法を行っても効果のない場合、痛みの発作を繰り返す場合、痛みが激烈な場合、下肢の運動麻痺が著明な場合などには、**経皮的髄核摘出術**、**腰椎椎間板ヘルニア切除術**などの外科的治療が行われます。

●腰部脊柱管狭窄症

腰部脊柱管狭窄症は、脊柱管の一部が通常よりも狭くなり、脊柱管のなかを走行する神経もしくは神経とともに走行する血管が圧迫されることから生じます。加齢に伴う変化として発症することが多く、長く歩くと足のしびれや痛みなどの

図1　脊椎の解剖

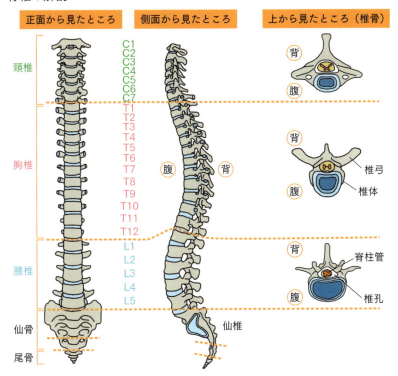

図2　椎間板と椎体、脊髄の解剖

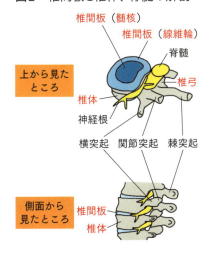

表1　腰部脊柱管狭窄症の手術法

除圧術
● 開窓式部分椎弓切除術 ● 棘突起基部切除術

固定術
● 後方進入椎体固定術 　（posterior lumbar interbody fusion：PLIF） ● 後側方固定術 　（posterolateral fusion：PLF） ● 経椎間孔進入椎体間固定術 　（transforaminal lumbar interbody fusion：TLIF） ● 側方進入椎体間固定術 　（lateral lumbar interbody fusion：LLIF）

症状が現れ、間欠跛行（→Q63）となります。少しでも圧迫を解除できるような前傾姿勢をとると症状が和らぐ傾向にあります。

治療法は、腰部脊柱管狭窄症で症状が軽い場合には、脊髄馬尾神経の血流改善を目的とした内服薬として、プロスタグランジン製剤が用いられます。しかし、数か月内服しても症状の軽快が得られない、症状が進行する場合には、手術

法として**椎弓切除術**などの除圧術やPLIF、PLF、TLIF、LLIFなどの固定術（表1、→ Q54 ）があります。

● 腰椎変性すべり症

　腰椎は第1～第5腰椎まであり、多くは加齢とともに腰椎の椎間板や関節・靱帯がゆるみ、腰椎が不安定性をともなって脊柱管を狭窄し神経を圧迫して、腰椎や下肢の疼痛、しびれが生じます。これを**腰椎変性すべり症**といいます。

　腰椎変性すべり症には、**後方すべり**と**前方すべり**がありますが、ほとんどは前方すべりです。

　治療法は、保存療法が原則ですが、症状が改善しない場合には手術の適応になります。手術には、大きく分けて2つの方法があります。骨がずれて神経が圧迫されている状態では、主に椎弓切除術を行い、不安定性のあるものはPLIF（両側の椎弓の一部を切除して除圧と固定）、片側の椎弓の一部を切除して除圧し固定するTLIF（経椎間孔進入椎体間固定術）を行います。こうした固定には、椎間板腔を除圧し自家骨を入れたケージを挿入して埋め込み、その上下椎体に椎弓根よりスクリュー（ペディクルスクリュー）を挿入後、支柱（ロッド）で締結します。また近年は、腹側からの小皮切アプローチで前側方から椎体間の固定を行う、OLIF、XLIF®（LLIF）などの固定術も行われています（→ Q55 ）。

● 脊椎圧迫骨折

　脊椎圧迫骨折（椎体圧迫骨折）には、骨粗鬆症によるものや転移性骨腫瘍による病的椎体骨折、強い外力により生じる外傷性椎体骨折などがあります。

　治療法はコルセットを装着し、安静にすることで、3～4週ほどでほとんどが

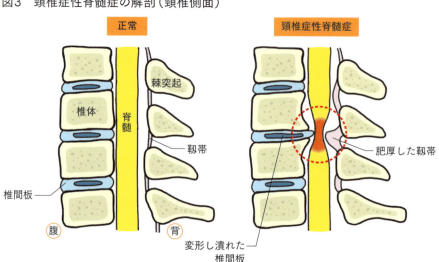

図3　頸椎症性脊髄症の解剖（頸椎側面）

治ります。いつまでも疼痛が残るものには、手術が必要になることがあります。転移性骨腫瘍、骨粗鬆症によるものには、**バルーンカイフォプラスティー**（balloon kyphoplasty：**BKP**、➡**Q58**）などの**経皮的椎体形成術**（percutaneous vertebroplasty：**PVP**）を行います。

●**頸椎症**

椎間板が加齢変化により後方に飛び出すことによってヘルニアが起こり、神経根が圧迫されると、びりびりとした電撃痛が発生します。これを**頸椎症性神経根症**といいます。

脊髄が圧迫されると、上肢ばかりでなく下肢にも痛み・しびれ・運動麻痺が発生します。これを**頸椎症性脊髄症**といいます（図3）。また、特殊な病態として脊柱管内の靱帯が骨化して脊髄を圧迫する後縦靱帯骨化症（ossification of posterior longitudinal ligament：**OPLL**、➡**Q59**）、黄色靱帯骨化症（ossification of yellow ligament：**OYL**）があります。

治療法は、上肢への放散痛が主たるもの（神経根症）では保存療法を原則とし、牽引療法・頸部カラー固定・マッサージといった理学療法などが行われます。

痛みの程度が強い場合には、筋弛緩薬や消炎鎮痛薬などが用いられます。しびれや巧緻運動障害が主な症状の場合には、ビタミンB剤が用いられます。保存療法で上肢痛が軽減しない場合や、上肢の筋力低下が改善しない場合、脊髄症で神経症状が進行する場合、筋肉がやせ細ってしまった場合は手術適応となります。

主な手術方法は、前方固定術や後方除圧術などを行い、脊髄や神経根の圧迫をとる方法があります。

周術期の看護

脊椎術後における看護のポイントは、ドレーンの管理と排液量の観察です。硬膜外血腫による四肢の麻痺や、膀胱直腸障害の出現に注意しながら観察します。

また、定期的な体位変換によって褥瘡や肺炎を予防し、下肢の自動運動を積極的に指導して、筋力低下や深部静脈血栓症（DVT）の予防に努めていきます。

文献
1）大川淳編：まるごと脊椎これ一冊. 整形外科看護 2015；20（春季増刊）：128-187.

4 脊椎

Q54 後方除圧術と後方除圧固定術の違いは何？

A 脊椎の後方より神経の圧迫を取り除く過程は一緒ですが、当該脊椎に不安定性があれば固定術を行います。

手術室
東元早智代

除圧術で補えない場合は固定術を行う

日常診療でよく遭遇する腰部脊柱管狭窄症（図1）と腰椎変性すべり症（図2）を対象疾患として、術式の違いを説明します。

1. 腰部脊柱管狭窄症の手術治療

脊柱管を構成する脊椎や椎間板、靱帯などの退行性変化によって脊柱管が狭窄化を起こし、馬尾や神経根の絞扼性障害をきたして症状が発現したものを**腰部脊柱管狭窄症**（図1）といいます。

手術は後方より進入し、椎弓や黄色靱帯を切除して神経の圧迫を取り除く（後方除圧術、図3-①）ことで、症状の改善が得られることが多いです。

2. 腰椎変性すべり症の手術治療

椎間板や椎間関節の退行性変化によって、同部位のぐらつきが生じ、椎体のすべりをきたして症状が発現したものを**腰椎変性すべり症**といいます。

同高位で脊柱管狭窄をともなっていることが多く、手術治療では一般的には後方除圧が必要となります。さらに、本疾患は不安定性も症状に関与しているため、除圧だけでは症状が取り切れない場合や、術直後は改善しても不安定性の残存により再狭窄を起こす可能性があります。それらを考慮したときに、固定術が併用されます。

よって、狭窄だけが原因の場合は後方除圧

図1　腰部脊柱管狭窄症の病態（イメージ）

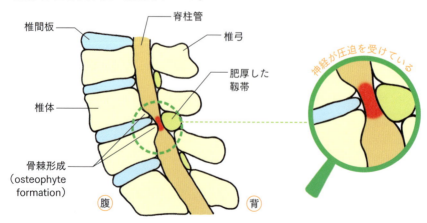

102

術が選択され、不安定性も関与している場合は、固定術の併用（後方除圧固定術、図3-②）が一般的に行われています。

文献
1) 日本脊椎脊髄病学会編：脊椎脊髄病用語辞典 改訂第5版．南江堂，東京，2015．

図2 腰椎変性すべり症の病態（イメージ）

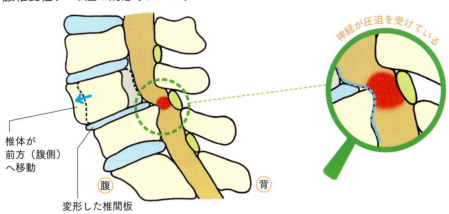

図3 後方除圧術と後方除圧固定術

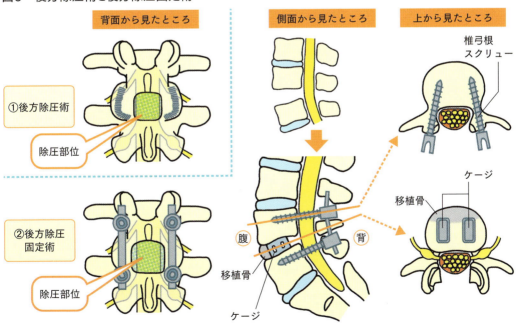

4 脊椎

Q55 LLIF、TLIF、PLIFって何?

A 脊椎固定術の略語で、すべて「腰椎椎体間固定術」のことを指します。これらは主に進入経路が異なります。

手術室
東元早智代

一文字目の違いが進入方法を意味する

「LIF」とは、lumbar interbody fusion（腰椎椎体間固定術）を指します。

一文字目の「O」はoblique＝斜め横、「X」はextreme lateral＝真横、「T」はtransforaminal＝経椎間孔的、「P」はposterior＝後ろを意味します（図1）。

また、OLIFとXLIF®は「LLIF」ともいい、「L」はlateral＝側面で、側方アプローチを意味します。TLIF、PLIFは後方アプローチです（表1）。

手術は神経を圧迫している椎間板を除去し、上下の椎体をプレートやスクリュー、ロッド、ケージといった器具を使用して固定します（図2）。

これらの用語はそれぞれ腰椎椎体間固定術を意味しますが、椎体間までの進入経路の違いによって名称が異なっているのです。

図1 腰椎椎体間固定術で行われる側方・後方アプローチ

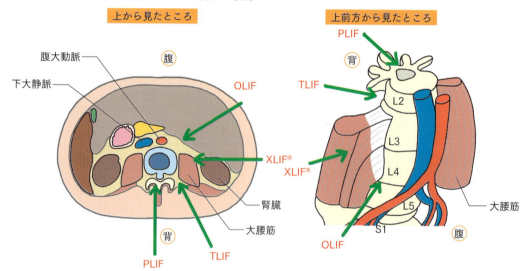

104

表1 腰椎椎体間固定術の略語

術式（略語）	一文字目（意味）	進入方法
OLIF	oblique（斜め横）	側方アプローチ（LLIF）
XLIF®	extreme lateral（真横）	
TLIF	transforaminal（経椎間孔進入）	後方アプローチ
PLIF	posterior（後ろ）	

図2 椎体固定のイメージ

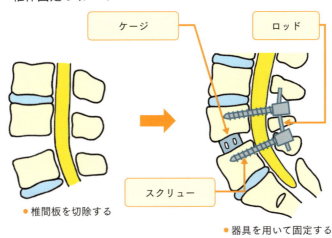

- 椎間板を切除する
- 器具を用いて固定する

名称は違っても行う目的はどれも同じ

　適応症例はどの手術も基本は同じで、腰椎変性すべり症、脊椎分離すべり症、腰部脊柱管狭窄症、腰椎椎間板ヘルニアなどが挙げられます。なかでもLLIFは、成人脊柱変性症（腰椎変性後弯症、腰椎変性側弯症）や多椎間の症例、PLIF、TLIF後の再手術時に行うことが多いです。

　LLIFでも、時により後方除圧や骨切除を行うことがありますが、そのような場合以外は、通常は術後硬膜外血腫による麻痺の可能性や、後方支持組織の損傷はありません。大きなケージを挿入することが可能で、前弯がつくりやすく、側弯矯正力も強いのが特徴的です。しかしながら、神経・血管損傷や腸管損傷、尿管損傷、椎体終板損傷などの合併症[1]が挙げられます。

　それぞれ手術を行う目的はほぼ同じですが、神経除圧に対し、PLIF/TLIFは直接除圧、LLIFは間接除圧となり、医師により術式の選択が異なります。

文献
1) 阿部幸喜, 折田純久, 稲毛一秀, 他：LLIFの周術期・術後合併症. 脊椎脊髄 2017；30（10）：901-907.
2) Mobbs RJ, Phan K, Malham G, et al. Lumbar interbody fusion：Techniques, indications and comparison of interbody fusion options including PLIF, TLIF, MI-TLIF, OLIF/ATP, LLIF and ALIF. J Spine Surg 2015；1（1）：2-18.

＊OLIF（メドトロニックソファモアダネック株式会社）、XLIF®（ニューベイシブジャパン株式会社）は各社の許諾を得て掲載しています。

4 脊椎

Q56 腰椎椎間板ヘルニアと診断されているのに、どうして足が痛くなるの?

A 障害を受けた脊髄や神経根の部位により、その神経が支配する皮膚領域に痛みやしびれなどの症状が出現するためです。

病棟
内田智子

障害を受けた部位によって、症状が現れる場所が異なる

腰椎など脊椎の疾患により、脊髄や脊髄から出る神経根が何らかの原因で圧迫されると、下肢にしびれや疼痛などの症状が現れることが多くあります。これは、神経が圧迫されたことにより生じる症状ですが、症状が現れる場所はどの神経が圧迫されたかにより異なります。

図1　脊髄神経が支配する皮膚領域

皮膚分節（デルマトーム）

正面／背面

C：頸髄
T：胸髄
L：腰髄
S：仙髄

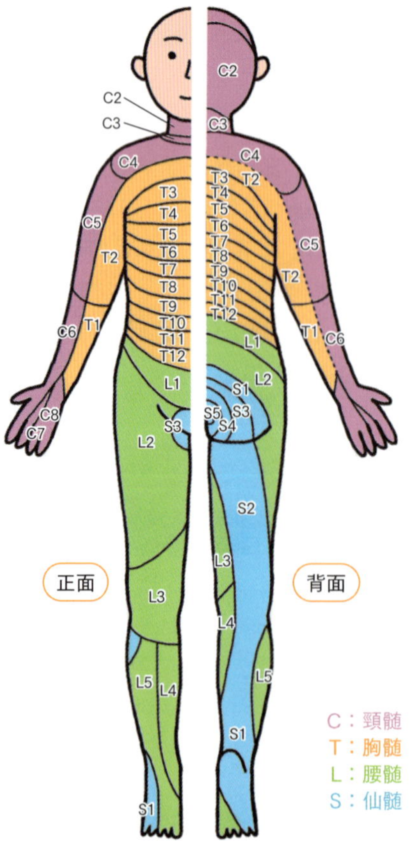

主要皮膚分節のレベル	
C2	後頭部
C5～7	上肢外側部
C8、T1	上肢内側
C6	母指
C6～8	手
C8	環指と小指
T4	乳頭
T10	臍
T12	鼠径部
L1～4	下肢の前面と内面
L4、L5、S1	足
L4	母趾内側
S1、2、L5	下肢の後面と外面
S1	足の外側縁と小趾
S2～4	会陰

田中利弘, 熊谷玄太郎, 和田簡一郎, 他：脊髄ってどんなところ？ 整形外科看護 2015；20（11）：19. より引用

図2　腰椎椎間板ヘルニアで下肢に起こる疼痛のしくみ

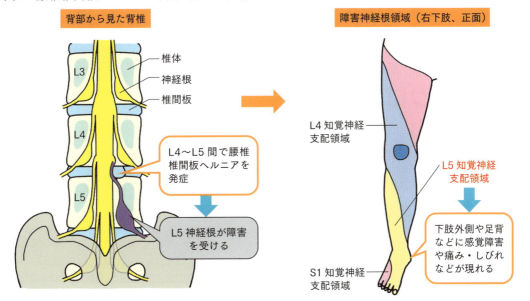

L5神経根の障害では、下肢外側などに障害が出る

　腰椎椎間板ヘルニアの好発部位である第4～第5腰椎（L4～L5）間では、L5神経根が障害を受けることが多くあります。このとき、症状が現れる場所は下肢外側や足背・足底であることが少なくありません。これは、第5腰髄神経（L5）が支配する皮膚領域が、これらの部位に該当するためです。このように、障害された場所に症状が現れるのではなく、障害された神経が支配する皮膚領域（図1）に症状が出現するのです（図2）。

　この皮膚領域とは、皮膚分節やデルマトーム（dermatome）ともいい、脊髄神経の知覚神経（感覚神経）が支配する体表面の感覚分布図のことです。胸髄の支配領域（主に体幹）は比較的はっきりしていますが、四肢では錯雑しているといわれています。さらに、各領域の境界部は互いに重なり合っているため、出現する症状には個人差があります。

文献
1) 小山友里江編：特集 すぐに使える整形外科のフィジカルアセスメント．整形外科看護 2015；20（11）：16-20.
2) 谷俊一，木田和伸，武政龍一，他：神経根症．臨神生 2013；41：151-156.
3) 佐伯由香：13章．林正健二編，ナーシング・グラフィカ①人体の構造と機能－解剖生理学第4版，メディカ出版，大阪，2016：351-353.
4) 真島英信：生理学改訂第18版．文光堂，東京，1986：123.

4 脊椎

Q57 なぜ腰椎椎間板ヘルニアは再発するの? 手術しなくても消失するのはなぜ?

A 手術で残存した椎間板組織が再発の原因となりえます。硬膜外腔に脱出したヘルニアの腫瘤は、周囲に形成された肉芽の血管から遊走した貪食細胞によって貪食され、やがて消失します。

外来
藤田純子

残存組織や患部への負担が再発につながる

腰椎椎間板ヘルニアが脱出してしまう原因として、主に身体の加齢的な変化が挙げられます。20歳を過ぎたころから椎間板はだんだんと弾力性を失っていき、ちょっとした動作の衝撃や圧迫で髄核が飛び出しやすくなります（図1）。手術の際には神経根を圧迫している椎間板組織を摘出しますが、椎間板組織のすべてを摘出するわけではないので、残存する組織が再発の原因となりえます。また、手術後早期に急激な負担をかけてしまったり、正しい方法での体幹強化を継続していないと、再発してしまうこともあります。

マクロファージに貪食されてヘルニアが消失する

椎間板ヘルニアの分類のうち、脱出型・分離型では靱帯の損傷した部分から出血が起こります。その出血した血液中に含まれる**マクロファージ**という貪食細胞が、ヘルニアを異物とみなし、働きを活性化して食べてしまい、痛みも消えると考えられます。

マクロファージは、白血球の1つで強い貪食能（食用）のある大型アメーバー状の細胞で、生体内に侵入した細菌、ウイルス、または死んだ細胞を捕食し、消化する能力があります。免疫システムの一部を担う細胞で、全身にいますが、特に臓器組織に広く分布しています。神経を圧迫していたヘルニアは異物として認識され、マクロファージに食べられてなくなり、痛みも消えてしまうと考えられています。

文献
1) 日本整形外科学会：整形外科シリーズ2. 腰椎椎間板ヘルニア, 2009.
https://www.joa.or.jp/public/publication/pdf/joa_002.pdf (2019.4.10. アクセス)
2) 南出晃人, 橋爪洋, 吉田宗人, 他：脱出椎間板の自然吸収のメカニズム（2）. 脊椎脊髄ジャーナル 2001；14：289-296.

図1　腰椎椎間板ヘルニアのMRI画像

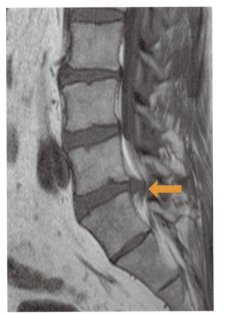
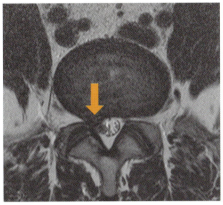

- 髄核が後方に突出している（➡）

4 脊椎

Q58 BKPって、どのような手術なの?

A 症候性椎体圧迫骨折に対する低侵襲手術の1つです。

手術室

横山健一

椎体圧迫骨折に対する比較的新しい治療法

バルーンカイフォプラスティー（BKP）は、麻酔管理下で腹臥位で実施されます。圧潰した椎体内へ経皮的にバルーンを挿入し、これを膨らませることで椎体海綿骨内にできた腔へ、専用の骨セメントなどの人工材料を充填します（図1）。これによって椎体高を可及的に復元しつつ、椎体の強度と安定性を回復し、疼痛緩和や矢状面における脊椎アライメントの矯正を図ろうとするものです。

施行時は、X線透視装置により罹患椎体の正面像・側面像を連続的にとらえながら手技を進めます。

わが国では2011年に保険収載され、現在、主な適応は骨粗鬆症性の胸腰椎椎体圧迫骨折、もしくは転移性脊椎腫瘍などです（表1）。 なかでも骨粗鬆症性椎体圧迫骨折に対するBKPにおいては、骨折受傷からBKP実施までの期間の長短が、椎体高の復元効果に大きく影響を及ぼすとされます。

1. 合併症

椎体内に注入された骨セメントの椎体外漏出による脊髄圧迫や神経根障害が、最も注意すべき合併症といわれています。その他にも、バルーンの椎体内での破損、隣接椎体における新規骨折、椎体内静脈へのセメント流入による肺塞栓症（pulmonary embolism：PE）などの発生が考えられます。

2. 術後管理

重量物の持ち上げ運動については一定の制限を設けながら、手術翌日から離床・起立歩行を開始します。必要に応じて、理学療法として後体幹筋や大殿筋の強化プログラムをあわせて行います。

胸腰椎用装具を装着する場合、装着期間は2～3か月とされます。

原発性骨粗鬆症に対しては、テリパラチド製剤などによる薬物療法が継続されます。

文献
1) Phillips FM. Minimally Invasive Treatments of Osteoporotic Vertebral Compression Fractures. *Spine* 2003；58（15S）：S45-S53.
2) Resnick DK, Garfin SR, ed. Vertebroplasty and Kyphoplasty. Thieme Medical Publishers, Inc. and American Association of Neurological Surgeons. N Y, 2005.
3) Mathis JM, Deramond H, Belkoff SM, ed. Percutaneous Vertebroplasty and Kyphoplasty. 2nd Edition. Springer Science＋Business Media, Inc. NY, 2006.

図1　BKPの手技

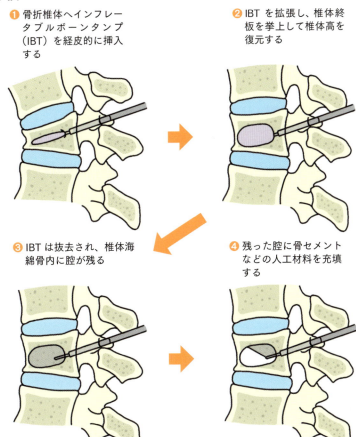

❶ 骨折椎体へインフレータブルボーンタンプ（IBT）を経皮的に挿入する
❷ IBTを拡張し、椎体終板を挙上して椎体高を復元する
❸ IBTは抜去され、椎体海綿骨内に腔が残る
❹ 残った腔に骨セメントなどの人工材料を充填する

表1　BKPにおける主な適応と禁忌

適応	● 進行性かつ有痛性の、骨粗鬆症性もしくは骨溶解性の椎体圧迫骨折 ● 転移性脊椎腫瘍
禁忌 ないし 相対的禁忌	● 敗血症または脊椎の局所感染を有する場合 ● 凝固時間延長が認められる症例 ● 重篤な心肺血管系疾患を有する場合 ● 転移性固形性脊髄腫瘍を有する場合 ● 骨折に関連した神経学的障害が認められる症例 ● 破裂骨折または扁平椎症例 ● 椎体後壁欠損症例

4 脊椎

Q59 頸椎手術の前方・後方アプローチの適応は、どのように違うの？

A 圧迫部位が1～2椎間で頸椎後弯変形の場合は前方法、頸椎の脊柱管前後径が12～13mm以下の多椎間狭窄例で、頸椎前弯が保持されている場合は、後方法が多いようです。

手術室
大野啓子

脊髄や神経が圧迫される疾患で手術が適応となる

頸椎の手術適応となる疾患には、**頸椎症**、**頸椎後縦靱帯骨化症**（頸椎OPLL）、**頸椎椎間板ヘルニア**などがあります。

主な術式は、前方固定術（前方アプローチ）、後方除圧術（後方アプローチ）となります。

頸椎症は、加齢などにより椎間板や頸椎が少しずつ変形し、脊髄や神経根が圧迫されるようになっていきます（➡4 脊椎 ここだけはおさえておきたい）。

頸椎後縦靱帯骨化症とは、後縦靱帯が通常の何倍もの厚さになり、なおかつ骨のように硬くなり、徐々に脊髄を圧迫してくる疾患です。

頸椎椎間板ヘルニアは、椎間板の組織が壊れ、脊髄や神経根が圧迫される病気です。前方アプローチが原則行われています。

1. 前方固定術（前方アプローチ）

頸椎前方から皮膚切開し、椎間板と椎体を削って神経の圧迫を取り除き、自家骨や人工骨を挿入して椎体を固定する手術です（図1-①）。

2. 後方除圧術（後方アプローチ）

頸椎後方より皮膚切開し、椎弓に切り込みを入れて広げ、自家骨や人工骨を支柱として脊柱管を広げる手術です。主な術式として、縦割法と片開き法があります（図1-②）。

文献
1) 日本整形外科学会，日本脊椎脊髄病学会監修：頸椎症性脊髄症診療ガイドライン2015．南江堂，東京，2015．

図1 頸椎手術のアプローチの違い

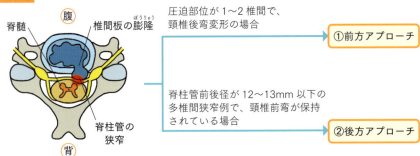

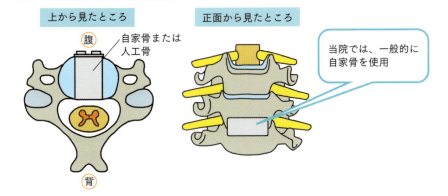

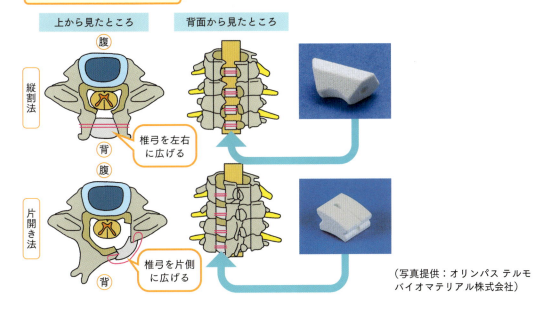

（写真提供：オリンパス テルモ バイオマテリアル株式会社）

4 脊椎

Q60 術後、ソフトカラーやフィラデルフィアカラーがなぜ必要なの？

A 頸椎手術後の良好なアライメントの維持や、骨癒合への補助の目的で使用されます。

病棟
鈴木和恵

頸椎の術後は前・後屈に対する制動が必要

頸椎は、脊椎全体のなかで、前・後屈、左右の側屈、回旋運動において、最も可動域が大きく、首をあらゆる方向に捻ったり、曲げたりすることができます。

また第2頸椎以下の椎骨は、椎間関節と椎間板で連結され、複数の椎骨と連動しています。このような解剖学的特徴から、頸椎手術後の良好なアライメントの維持や、骨癒合を助けるために、カラー（頸部の装具）を用いた前屈・後屈に対する制動が必要になります。

手術はADLに支障をきたすような、神経の圧迫に起因する疼痛、歩行障害、筋力低下、手指巧緻運動障害などの症状がある場合に行われます。神経そのものを修復する手術ではないので、術後は頸部に装具を装着して運動を抑制します。

前方固定術・後方除圧術は、脊柱管を広げて脊髄の圧迫を取り除くために行われます。頸部の軽度な制動を目的とし、主にソフトカラー（図1）が使用されます。ソフトカラーは多少の運動が可能ですが、支持性は良好で、前屈後屈の制限ができます。回旋の制限はあまり期待できません。

頸椎の除圧術・固定術（→Q59）は、椎体間に自家骨や人工骨を移植して、椎骨を一塊にして固定する手術です。術後も不安定性が予測される場合には、フィラデルフィアカラー（前・後屈運動に対する制動を向上させた既製の装具、図2）が使用されることもあります。頸椎の屈曲および伸展運動を3割ほど制限できます。回旋側屈は、ソフトカラーより制動されます。

他にもカラーの種類はさまざまですが、病態や術式などを考慮して選択されます。

文献
1) 大川淳編：まるごと脊椎これ1冊．整形外科看護 2015；20（春季増刊）：106．
2) 永田見生, 佐藤公昭, 安藤則行, 他：オルソカラー．総合リハビリテーション 2001；29（10）：965．

図1　ソフトカラー（一例）

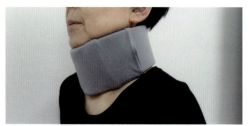

図2　フィラデルフィアカラー（一例）

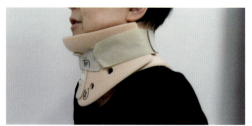

4 脊椎

Q61 脊椎手術後に、ドレーンを入れる目的は何？

A 脊椎手術後は、硬膜外血腫形成の予防や、排液を促す目的でドレーンを留置します。

病棟

上野憲一

術後は血腫によって神経を圧迫するリスクがある

ドレナージとは、感染原因の除去や減圧目的で、血液・膿・滲出液などを体外に誘導し、排泄することです。術後のドレーン留置は、予防的・治療的・情報的目的で行われます。

脊椎手術後に出血した血液が硬膜や神経根の辺りに貯留すると、血腫が発生し、神経を圧迫してしまうリスクが0.1～3％あるといわれています[1]。

1. 予防的ドレナージ

特に術後数時間～数日で血腫が発症することが多く、下肢の痛み、しびれ、さらには麻痺まで生じることもあり、血腫の除去が目的となります。

2. 治療的ドレナージ

硬膜外の血腫形成を予防することによって、手術後の疼痛やしびれの軽減、四肢の麻痺や膀胱直腸障害の予防、創部感染の予防、良好な創治癒促進を図ることにつながります。

また、頸椎の除圧固定術（前方アプローチ）の場合では、血腫形成による麻痺の予防に加え、気管や気道の圧迫が生じることによる、気道閉塞や窒息防止の役割もあります。

3. 情報的ドレナージ

ドレーン内の排液量、色調、性状を観察することにより、髄液漏などの異常の早期発見に努めます。

4. 患者指導

ドレーン留置の目的・必要性を説明し、ドレーンの留置期間・注意点・移動の方法などをあらかじめ説明することによって、患者さんの負担・不安軽減につながります。

文献
1) 井上哲二, 阿部靖之, 田上学, 他：脊椎手術周術期合併症～硬膜損傷, 硬膜外血腫, 深部SSIについて. 整・災外 2017；66（4）：754-757.
2) 及川千代：整形外科ナースのためのお悩み相談室. 整形外科看護 2010；15（12）：64-66.
3) 武井寛：整形外科ナースのためのお悩み相談室. 整形外科看護 2017；22（12）：92-94.

4 脊椎

Q62 脊椎手術後、創部に留置されるドレーンの観察ポイントは？

A 術後はドレーンからの排液量や性状を観察します。また接続部の確認や屈曲・閉塞の有無などにも注意が必要です。

上野憲一

術式を考慮して、排液量をみる

脊椎手術後の排液量は、手術が単椎間か多椎間に及ぶかによって筋層部の切開範囲に差が生じるため、術式により異なります。多椎間に及ぶ場合は、必然的に排液量が増加する傾向にあります。

一方、排液量が少なすぎることにも注意が必要です。排液量が少ない場合、何らかの原因によって、ドレーンの屈曲や閉塞・詰まりが生じている恐れがあるからです。適切な陰圧管理が妨げられることにより、血腫が生じて神経が圧迫されることもあります。

排液性状を観察して、無色透明の場合は要注意

脊椎手術後のドレーン管理として、もう1つ重要なことは排液の性状を観察することです。

一般的に、ドレーンの性状は血性〜淡血性ですが、無色透明な液体の場合は、髄液（リコール）漏れの可能性があります。これを**髄液漏**といいます。硬膜を開ける必要のない手術の場合は、髄液漏は基本的に起こりません。しかし、術中操作によって硬膜に傷が付くことはゼロではありませんので、硬膜損傷や髄液漏を念頭においたドレーンの観察が必要な場合もあります。

髄液漏の症状としては、ベッドアップ時の頭痛や悪心、めまいなどの**低髄圧症状**が知られています。排液に無色透明な液体がみられ、排液量が増え続ける場合は、ただちに医師に報告し、陰圧の解除などの適切な処置が必要となります。

文献
1) 妹尾誠, 佐藤司, 森大輔：腰部脊椎管狭窄症に対する顕微鏡視下棘突起縦割式腰椎椎弓切除術の周術期合併症の検討. Spinal Surgery 2015；29：304-309.
2) 及川千代：整形外科ナースのためのお悩み相談室. 整形外科看護 2010；15（12）：64-66.
3) 武井寛：整形外科ナースのためのお悩み相談室. 整形外科看護 2017；22（12）：92-94.

4 脊椎

Q63 脊椎疾患は、手術をしてもしびれは取れないの？しびれを訴える患者さんへの対応は？

A 変性した神経そのものを手術で治すことはできないため、神経の変性が原因のしびれは術後も残存することが多いです。

病棟　鈴木夏美

変性した神経は手術ではもとに戻せない

　脊椎疾患で手術を受ける患者さんは、長年腰痛をがまんしてきた、または、薬物療法で経過をみてきた、といった場合が多いです。神経が圧迫されていた期間が長ければ長いほど、神経の血流不全が繰り返し起こり、神経の変性が考えられます。

　手術によって神経への圧迫は解除されますが、変性してしまった神経はもとには戻せません。よって、術前からしびれが強く、また長期間がまんしてきた患者さんは、しびれが残存するケースが多いです。特に足底の「玉砂利を踏んでいる感覚」「水ぶくれしている感覚」などの違和感は、取れない場合が多いです。術前よりはしびれの程度は軽減する場合が多いですが、個人差があります。

　手術によって回復が見込まれる症状としては、圧迫による神経の炎症による痛み、間欠跛行などが挙げられます（図1）。

看護のポイントは、声かけやADL拡大に向けた意識づけ

1. 術前の十分な説明

　罹患期間やもともとのしびれの程度を的確に聴取し、術後もしびれが残存する可能性があることを、あらかじめ説明することが大切です。医師からの術前説明を、患者さんがきちんと理解しているか、看護師が声かけし、確認する必要があります。

2. ADL拡大に向けた看護

　しびれの残存があっても、手術により術前の疼痛は改善され、ADL拡大が図れるようになります。しびれが改善せず手術をした意味がない、と落胆する患者さんもいるため、疼痛が緩和したことで「できるようになったこと」を意識づけしていくことで、患者さんのリハビリ意欲を高め、ADL拡大につなげていくことができます。

3. 患者さんへの声かけ、指導

　しびれが残存している患者さんへは、しびれの残存を許容する、すなわちしびれに慣れることが必要です。入院期間中にはなかなか難しいかもしれませんが、しびれているけど日常生活には戻れた、という自信をつけてもらえるよう、「歩行が安定していますね」「力が入るようになりましたね」など、肯定的な声かけが大切です。

文献
1) 日本整形外科学会，日本脊椎脊髄病学会監修：腰部脊柱管狭窄症診療ガイドライン2011．南江堂，東京，2011．

図1　手術によって回復が見込める症状

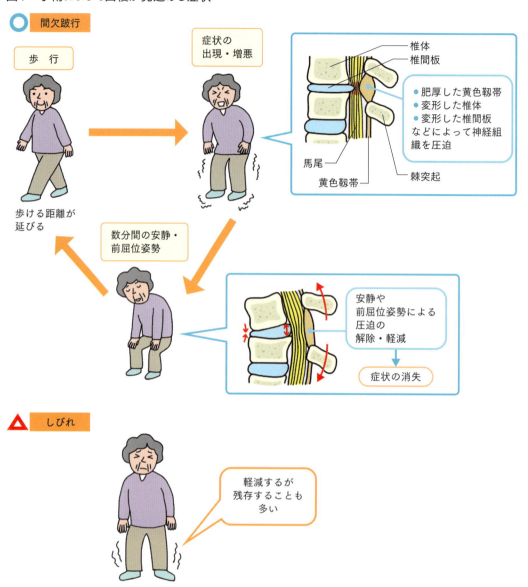

4 脊椎

Q64 膀胱直腸障害って何？治療が遅れると治らないの？

A 膀胱や直腸に機能障害が生じることで、主に尿閉、尿失禁、便秘、便失禁などの症状が起こります。治療が遅れると治らない場合もあります。

病棟
鈴木夏美

馬尾症候群による症状の1つ

尿閉、尿失禁、便秘、便失禁などの症状をまとめて**膀胱直腸障害**といいます。

膀胱直腸障害が起こる主な疾患としては、腰椎椎間板ヘルニア、硬膜外血腫、脊髄腫瘍、腰部脊柱管狭窄症などがあります。整形外科領域では、**馬尾神経**（図1）の圧迫による障害によって引き起こされる**馬尾症候群**（表1）の症状として現れることが多いです。

不可逆的な経過をたどるため、早期治療を要する

長時間圧迫されて変性してしまった神経は、もとには戻らないため、神経を圧迫している原因が確認できれば、変性してしまう前に可及的早期に手術による治療を行います。手術施行までに時間がかかる場合は、馬尾の腫れを軽減するためにステロイドを投与することもあります。

早期に治療をしても、排尿障害に比べると、肛門の感覚や肛門括約筋の機能の回復には時間がかかる場合が多いとの報告があります。

また、腰部脊柱管狭窄症で気付かぬうちに慢性的に症状が進行した場合、障害が残存することが多いです。

膀胱直腸障害が残存したら、自己導尿と排便コントロールをすすめる

排尿障害に対しては、尿道留置カテーテルの長期留置は尿路感染の原因となるほか、膀胱容量の減少によって膀胱の伸展性を損ないます。そのため、尿道留置カテーテルは早期に抜去し間欠的導尿法に切り替え、自己導尿

図1 馬尾神経

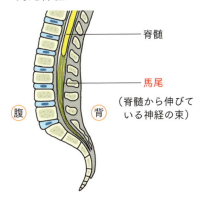

脊髄
馬尾
（脊髄から伸びている神経の束）
腹　背

表1 馬尾症候群
● 馬尾神経の圧迫によって、以下のような症状を呈する

● 両下肢の疼痛
● 殿部・陰部の感覚障害
● 膀胱直腸障害
● 勃起機能不全 など

の方法を指導します。

排便障害に対しては、医師の指示のもとで緩下剤内服や浣腸を適切に行い、排便コントロールをしていく必要があります。

看護のポイントは
排泄状況と硬膜外血腫の観察

1. 排泄状況

排尿があっても、十分には出ていない可能性があります。膀胱の緊満がないか確認し、必要に応じて尿量のチェック、残尿測定を行います。

また、排尿障害については、その症状が神経因性膀胱によるものなのか鑑別が必要な場合もあるため、泌尿器科と相談することも考慮します。

2. 術後の硬膜外血腫

硬膜外血腫の症状である、患部の疼痛増強、下肢痛の出現があった場合は、膀胱直腸障害の発生も疑い、肛門括約筋の反射をみるなどの対応が必要です。症状を認める場合は、夜間でもすみやかな医師への報告が必要です。

早期発見には
症状の聴取が大切

膀胱直腸障害は、X線やMRI検査などの画像所見だけではわかりません。患者さん自身からの症状の訴えがなければ、障害の程度は把握できないのです。そのため、患者さんへの症状の聴取が重要となります。

検温のたびに、新たな症状が発生していないか、患者さんに訊ねる必要があります。自ら訴えてくる患者さんもいますが、聞かれてはじめて症状の有無に気づく場合も多くあります。膀胱直腸障害の早期発見には、看護師による症状の聴取が大切です。

疼痛の程度、排泄状況、会陰部・肛門部の感覚異常などを確認し、症状の発生を確認したら、必ず医師に報告しましょう。

文献
1) 猪俣尚規, 黒木浩史, 濱中秀昭, 他：馬尾症候群を呈した腰椎椎間板ヘルニアの検討. 整・災外 2011；60（30）：440-445.
2) 日本整形外科学会, 日本脊椎脊髄病学会監修：腰椎椎間板ヘルニア診療ガイドライン（改訂第2版）. 南江堂, 東京, 2011.

4 脊椎

Q65 脊椎術後の疼痛管理はどのようにしているの？

A 術後に局所麻酔薬浸潤法を行います。ヘルニア摘出術以外の除圧術・固定術・頸椎手術には、持続皮下注射を使用します。

病棟
鈴木和恵

脊椎術後の疼痛には多くの要因が関与する

脊椎術後に生じる疼痛には、さまざまな要素が混在しているのが特徴です。骨格筋系などの体性痛、神経障害性疼痛、手術侵襲による侵害受容性疼痛、痛覚過敏などがあります。

また、術後の痛み・しびれが残存する**脊椎手術後疼痛症候群**（failed back surgery syndrome：**FBSS**）を呈することもあります。これは、術前からの高度な神経可逆、術中の神経損傷さらに患者側の心因性の要因も強く関与しているとされています。

術後の疼痛管理は、術後合併症の発生、関節可動域、早期離床、理学療法、患者の満足度に影響を与えるといわれており[1]、適切な対応が求められます。

オピオイドと併用して局所麻酔薬浸潤法を行う

脊椎手術後の疼痛管理においては、神経ブロックの施行が難しいため、オピオイド（医療用麻薬）による治療が大きな柱となります。しかし、オピオイドによる副作用で生じる悪心・嘔吐は、術後の回復を遅らせる要因ともなります。そこで、長時間作用する**局所麻酔薬浸潤法**を併用し、オピオイドの投与量を減量しています（表1）。

しびれに対しては、プレガバリン（リリカ®）またはリマプロスト アルファデクス（オパルモン®）を用い、併用でビタミン剤が処方されています。プレガバリンは神経障害性疼痛にも効果があり、リマプロスト アルファデクスは下肢疼痛および、歩行能力の改善にも効果があります。

文献
1) 水野樹, 花岡一雄：整形外科の周術期疼痛管理. ペインクリニック 2012；33（1）：57-64.
2) 新山幸俊, 山蔭道明：脊椎外科手術後鎮痛-麻酔科からの視点. 整・災外 2013；56（13）：1571-1575.

表1　疼痛に使用している薬剤

局所麻酔薬浸潤法	ロピバカイン塩酸塩水和物（アナペイン®）
持続皮下注射	フェンタニルクエン酸塩（フェンタニル）＋ドロペリドール（ドロレプタン®）＋生理食塩液

4 脊椎

Q66 脊椎術後の入院中のADL拡大は、どのようにしているの？

A 術前の運動機能や症状、術式や医師の指示にもよりますが、椎間板摘出術や腰椎の除圧術の場合は、装具を装着して術後3時間より歩行できます。

病棟

鈴木真知子

歩行開始時は装具・歩行器を使用する

　頸椎手術全般や固定術の場合は、術後1日目より離床となります。一方、1～2椎間の腰椎椎間板ヘルニア切除術や椎弓切除術の場合は、術後3時間より離床が可能となります。

　術後疼痛が強い場合は鎮痛薬（主にNSAIDs）を使用します。

　疼痛やしびれなど症状の変化に注意し、歩行時は頸椎カラーや腰椎コルセットなどの装具を装着し、歩行器を使用します（図1）。その際、装具が正しく装着されていることを確認し、動作時は体幹の回旋や前屈・伸展動作を避けるように指導します。

　トイレ歩行が可能となれば、尿道留置カテーテルを抜去します。

　しびれや麻痺などの症状が術前に比べて強くなっていないか、神経症状や運動障害の変化に注意しながら、歩行器から杖歩行へ段階的に進めていきます。

術後3時間から食事もとれる

　術後3時間で腸蠕動音が聴取できたら、座位で痛みの増強や気分不快がないことを確認のうえ、食事を開始します。術後は神経症状が残存していることがあるため、頸椎の術後など上肢の運動機能障害がある場合は、食事摂取時は自助具の使用や食事の形態の変更など、症状にあわせて進めていきます。

シャワー浴は術後3日目ごろから可能

　脊椎手術の多くは術後にドレーンが留置されており、術後1～2日目に抜去しています。ドレーン抜去部から滲出がなく、創部や全身状態に問題がなければ、術後3日目ごろよりシャワー浴が許可されます。

　シャワー浴時は装具を外すため、姿勢や転倒に注意し、出入りの見守りや必要時は洗体、更衣などの介助を行います。

文献
1) 飯田佳奈美：術後リハビリテーション．整形外科看護 2015；20（春季増刊）：216．

図1 装具・歩行器を用いた歩行（脊椎術後）

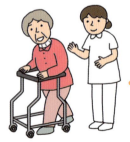

● 頸椎カラーや歩行器を装着して、体幹の回旋や前屈・伸展動作はしないよう指導する

4 脊椎

Q67 脊椎術後、退院後の生活について、どのような指導をしているの？

A パンフレットを使用し、頸や腰に負担のかかる動作は避けることや、装具により動きに制限があるため無理をしないことを指導しています。

病棟
鈴木真知子

転倒に注意して、無理のない動作を指導する

脊椎疾患の患者さんは、脊髄および神経根の不可逆的な変化により、術後しびれなどの神経症状や、麻痺などの運動障害が残存していることがあるため、転倒に注意が必要です。特に頸椎の術後は、頸椎カラーを装着していることによって、足元が見づらく、転倒のリスクが高まるため、退院後しばらくは、人混みを避けるよう説明しています。

退院後の装具（頸椎カラーや腰椎コルセット）の使用にともなう注意点は、術式や患者さんの状態によって違いますが、脊椎を前後左右に曲げたり、捻ったりする動作に気を付けるなど指導しています。具体的には、前かがみの姿勢は避ける、荷物は分散して持つ、頸部や腰を捻らない、のんびり過ごす、と説明します（図1）。

特に脊椎固定術においては、骨癒合が得られるまでの3か月〜半年は、無理をしないよう指導します。

創部の観察、入浴など、日常生活のポイントを伝える

創部は、頸部や腰を捻らないよう鏡などを用いて観察し、明らかに異常な痛みや発赤、腫脹、滲出液などがみられた場合は、病院に連絡するよう伝えます。

シャワー浴は立った状態、または高い椅子に腰かけて、安定した姿勢で行えるよう入院中に指導を行います。入浴開始時期は主治医に確認します。

自動車の運転や就労などの開始時期については、主治医の判断になります。主治医の許可があれば、退院後から可能です。

図1 脊椎術後における生活指導

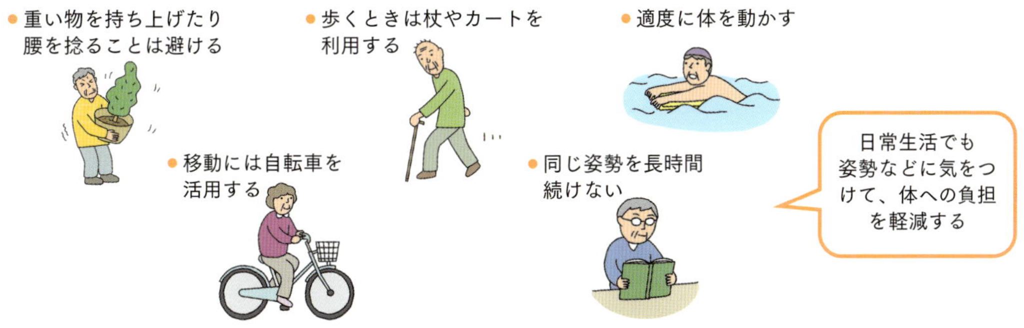

- 重い物を持ち上げたり腰を捻ることは避ける
- 歩くときは杖やカートを利用する
- 適度に体を動かす
- 移動には自転車を活用する
- 同じ姿勢を長時間続けない

日常生活でも姿勢などに気をつけて、体への負担を軽減する

4 脊椎

Q68 なぜ、ぎっくり腰になるの？

A ぎっくり腰は病名ではなく、急性腰痛症の俗称です。重いものを持ったときなど、腰に負荷がかかることで急に発症する腰痛で、発生機序は不明です。

病棟
橋本明枝

ぎっくり腰の原因は明らかになっていない

急性腰痛症（ぎっくり腰）とは、椎間板や脊椎の関節などの可動部に捻挫や損傷が起きたり、筋肉や靱帯などの軟部組織に損傷が生じた状態です。これらはX線やMRI、血液検査では異常は認められません。急性腰痛症のほとんどが、この非特異的腰痛といわれています。

重いものを持ったり、腰を捻ったり、くしゃみをしただけ、また何もしていなくても腰痛を発症することがあるので、現在は発生機序も明確ではありません。

これらの場合、日常生活に支障が出るような強い痛みは2～3日ほどで、1週間～10日で症状の改善がみられます。

従来は、腰痛に対する治療法としてベッド上安静が広く行われていましたが、非特異的腰痛においては痛みに応じた活動性維持が疼痛を軽減し、身体機能回復に有効という報告[1]もあります。

他部位にも痛みがあるときは、そのほかの疾患を考慮する

腰痛だけでなく、殿部や下肢にも痛みやしびれ、脱力感、違和感、知覚鈍麻などをともなう場合は、腰椎椎間板ヘルニアや腰部脊柱管狭窄症、圧迫骨折、化膿性脊椎炎、がんの原発部位からの骨転移などの可能性が考えられます。

これらはX線、MRI、血液検査などで原因の特定が可能で、症状に応じて疼痛管理や手術の適応、装具の使用、リハビリなどの治療が必要となります。

文献
1) 日本整形外科学会，日本腰痛学会監修：腰痛診療ガイドライン2019．南江堂，東京，2019：31-33．
2) 日本整形外科学会ホームページ．https://www.joa.or.jp/（2019.4.10．アクセス）

4 脊椎

Q69 神経根ブロックと硬膜外ブロックの違いは何？

A 神経根ブロックは直接神経根に薬剤を投与し、神経伝達を遮断して痛みを取ります。一方、硬膜外ブロックは硬膜外腔に投与し、炎症を抑えて鎮痛や血流の改善を図ります。

外来
小柳典子

神経根ブロックは特定の神経を狙い撃ち

　超音波による透視下で直接神経根に局所麻酔薬を投与し、神経の伝達を一時的に遮断して痛みを取るブロックです（図1-①）。ブロック時に造影剤を用いて神経根の確認を行うこともあります。

　適応は、主に腰椎椎間板ヘルニア、腰部脊柱管狭窄症などの神経根性疼痛の強い疾患です。手術適応のある患者さんに対し、障害神経根を特定するために選択します。また、神経の根元にある神経に注射するため、他のブロックで効果がない場合でも効果が期待できます。

　合併症として、局所麻酔中毒（めまい、気分不快、呼吸抑制）や、造影剤を用いた場合には造影剤アレルギー、神経刺激症状（筋力低下、しびれ、坐骨神経痛）の危険性があります。

　神経に直接当たることにより、痛みが走ります。それによって痛みのある場所に放散痛、圧迫感があります。2、3日は痛みやしびれが残ることがありますが、ほとんどは数日後に消失することを説明します。

硬膜外ブロックは広い範囲の炎症・疼痛を改善

　硬膜外腔に薬剤を投与し、炎症を抑えて鎮痛や血流の改善を図ります（図1-②）。

　適応は、主に腰椎椎間板ヘルニアや腰部脊柱管狭窄症などの神経根性疼痛の強い疾患のほか、変形性脊椎症や腰椎変性すべり症などです。

　重大な合併症として、硬膜より深い部位に穿刺した場合、硬膜のなかに麻酔薬が入ることにより、脊髄神経が麻痺し呼吸困難などを起こす場合があります。また、髄液が漏れて、低髄圧症状として頭痛が起こります。そのほか、血圧低下、神経損傷、感染、硬膜外血腫、局所麻酔中毒の危険性があります。

　看護師は患者さんに声かけをし、麻痺状態、呼吸困難、頭痛、意識レベル、急激な血圧低下など全身状態の観察を行います。頭痛などの低髄圧症状に関しては、安静と1,000mL以上の飲水を説明します。

文献
1) 船橋整形外科病院看護部：まるっとわかる整形外科外来看護ポケットマニュアル．メディカ出版，大阪，2013：57-62．
2) 福井康之：神経根ブロックと硬膜外ブロックの違いを教えて！ 整形外科看護 2011；16（11）：1100-1101．

図1　神経根ブロックと硬膜外ブロックの違い

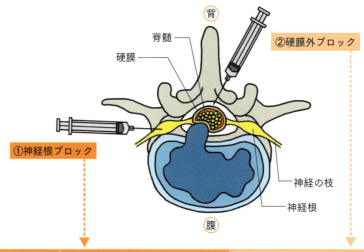

種類	①神経根ブロック	②硬膜外ブロック
特徴	硬膜外ブロックで効果が十分でなく、痛みの部位や神経が特定できている場合に有効	脊髄やそこから枝分かれする神経に作用。痛みの部位が特定しづらく、範囲が広い場合に有効
主な適応	● 腰椎椎間板ヘルニア ● 腰部脊柱管狭窄症	● 腰椎椎間板ヘルニア ● 腰部脊柱管狭窄症 ● 変形性脊椎症 ● 腰椎変性すべり症
主な合併症	局所麻酔中毒（めまい、気分不快、呼吸抑制）、造影剤アレルギー、神経刺激症状	呼吸困難、頭痛、血圧低下、神経損傷、感染、硬膜外血腫、局所麻酔中毒

5

疾患・病態別⑤

骨折

ここだけはおさえておきたい

5 骨折

山崎郁子

病態生理

　骨折とは何らかの原因で、骨の生理的連続性が失われた状態であり、完全に連続性が失われたものを**完全骨折**、骨梁の連続性が損なわれてはいるが骨全体の連続性が保たれているものを**不完全骨折**[1]と呼びます。

　骨折の原因を表1に示します。

　運動器においては最も重要かつ基本的な外傷性疾患であり、重傷度だけではなく、年齢や発生部位によっても治療方針は異なります。

骨の構造

　骨は骨膜・骨質（皮質骨・海綿骨）・骨髄腔の三構造からなっています（図1）。

　骨膜は知覚神経や血管に富み、骨の表面を覆い保護する、骨の成長を司る役割を担っています。骨髄は赤血球、顆粒白血球、血小板などをつくる造血機能があります。

表1　骨折の原因別分類

外傷性骨折	直達または介達外力が加わって生じる
疲労骨折	骨の特定の部位に連続的に負荷がかかることで生じる
病的骨折	骨粗鬆症・がん（転移を含む）・骨髄炎などの局所的病変による強度低下で軽微な外力で生じる

図1　骨の構造

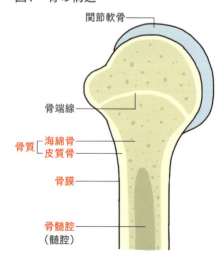

骨折をすると骨折面から出血が起こり、骨芽細胞ができ、正常な骨を再生するまで仮骨を形成し、仮補修の役目をします。

主な骨折

代表的な骨折の特徴を表2に示します。

主な検査と治療法

単純X線検査で、骨折の有無や折れた部位、ずれ方などがわかります。ただし、ごく小さなひびなどは、X線ではよく写らないこともあり、CT・MRI検査が役立ちます。

骨挫傷が明確ではない場合、数日～数週間経過してから、骨折が明らかになる場合もあります。

治療法には、骨折の転位やずれが少ない場合は、患部の安静や骨癒合を得るためのシーネやギプス固定などの保存療法があります。保存療法では治療が困難な場合には、手術療法が選択されます。早期リハビリ・社会復帰、QOLの向上、高齢者の合併症予防のために、手術療法を選択する場合もあります。

看護

骨折によって骨膜や周囲の筋肉、靱帯が断裂・損傷すると、痛みが出現します。

全身・局所状態の観察をしながら、**RICE処置**を行います。RICE処置とは、rest（安静）・ice（冷却）・compression（圧迫）・elevation（挙上）を行い、痛みや炎症の軽減を図る処置です。

また、骨折直後から腫脹により、神経障害や循環障害を起こすことがあります。特に下腿骨折や前腕骨折は、神経・筋・血管・腱に不可逆的な機能障害や壊死を起こす**コンパートメント症候群**のリスクが高くなります。そのため、5P徴候（表3）のチェックが重要となります。

表2　代表的な骨折

上肢	鎖骨骨折	● 全骨折の10〜15％を占める ● 全年齢に起こりうる
	上腕骨顆上骨折	● 転倒などで肘が過伸展となり、大きく転位することが多く、著明な変形と腫脹をきたす ● 代表的な小児骨折
	橈骨遠位端骨折	● 閉経以降の女性では、転倒などによる軽微な外力で簡単に折れる ● 若年者では、強い外力が加わり起こる
	上腕骨外科頸骨折	● 上腕を伸展した状態で床につくことで受傷する ● 受傷者の70％以上が高齢者
下肢	大腿骨頸部骨折	● 転倒が原因で栄養血管が損傷し、血行不良となるため、骨癒合が困難（➡ Q17）
	大腿骨転子部骨折	● 骨膜があり、血流が豊富なため、骨癒合しやすい（➡ Q17）
	大腿骨骨幹部骨折	● 大腿骨中央部の骨折で、強力な外力が加わり発症する
	下腿、骨幹部骨折	● 高エネルギー外傷により起こる ● 軟部組織が薄く、皮膚のすぐ下に骨があるため、開放骨折になりやすい
その他	脊椎圧迫骨折	● 衝撃により椎体が縦軸方向に圧迫を受け、つぶれるように骨折が生じる
	骨盤骨折	● 交通事故や墜落事故など、大きな外力が加わった際に起こる

表3　骨折で観察したい5P徴候

❶ pain（疼痛）
❷ puffiness（腫脹）
❸ pulselessness（脈拍消失）
❹ paralysis（麻痺）
❺ paresthesia（知覚障害）

文献
1) 金子和夫：第36章 外傷総論，第38章 骨折・脱臼．中村利孝，松野丈夫監修，標準整形外科学 第13版，医学書院，東京，2017：713-714，759-825.
2) 田中栄：第1章 骨の構造，生理，生化学．中村利孝，松野丈夫監修，標準整形外科学 第13版，医学書院，東京，2017：8-15.
3) 船橋整形外科病院看護部：まるっとわかる！整形外科外来看護ポケットマニュアル．メディカ出版，大阪，2013.

5 骨折

Q70 橈骨遠位端骨折の治療で、保存療法と手術療法に分かれるのはなぜ？

A 骨折部の転位がない場合や、徒手整復で整復可能な場合は保存療法が選択されます。開放骨折や転位がある場合、徒手整復が難しい場合は手術療法の適応です。

外来
平川公子

橈骨遠位端骨折は最もよくみる骨折

骨折のなかでも、最も頻度の高い骨折の1つが橈骨遠位端骨折です。

多くは中高年者の転倒による受傷が多く、女性の場合、閉経後に骨粗鬆症を基盤とする骨折が増加します。若年者では交通事故やスポーツ中の事故による受傷が多いです。

骨折によって、手首に圧痛や腫脹が生じ、力が入らなくなり、反対側の手で支えて医療機関を受診する患者さんが多いです。橈骨遠位端骨折には主に**コレス骨折**、**スミス骨折**などがあります（図1）。

転位などの骨折状況に応じて治療法が変わる

1. 保存療法

保存療法の適応は、転位がわずかな場合や、転位はあっても徒手整復（→Q78）により整復が可能で、骨片が安定している場合です。

子供は骨膜が厚いので、若木骨折など不完全骨折が多く、骨癒合が良好であり、保存療法が多いです。

治療方法は、整復状況や腫脹などの状況により、ギプス固定またはシーネ固定が選択されます。

図1 橈骨遠位端骨折の主な種類

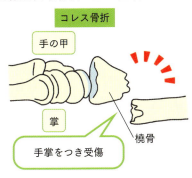
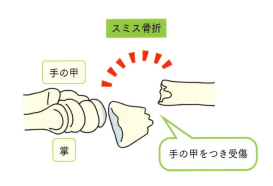

2. 手術療法

骨折部が露出した開放骨折や転位があり、徒手整復を行っても整復位が保てない場合や、関節内に骨折が及んでいる場合は、骨折部の変形治癒、骨癒合不全などが起こる場合があるため、手術療法が選択されます。

手術方法は、一般的に骨折を透視下に整復し、経皮的に鋼線で固定する**経皮鋼線固定法**、ロッキングプレート法、スクリュー・プレート固定、創外固定などがあります。

神経損傷の徴候を見逃さない

治療中～後に起こる代表的合併症には、**正中神経損傷**があります。これは神経が骨折や腫脹などで圧迫されて、感覚や手指の運動障害が起こります。そのほか、**遅発性の手根管症候群**（➡ Q116 ）を生じることがあります。治療後に上肢・手指の皮膚感覚、皮膚色、動き具合を観察して、神経損傷の徴候を見逃さないように注意します。

ギプスやシーネの使用については、循環障害などのリスクについて説明し、挙上、手指の運動などを指導します。

文献
1) 金子和夫：第VI編 整形外科外傷学 第36，38章. 中村利孝，松野丈夫監修，標準整形外科学 第13版，医学書院，東京，2017：729-730，773-775.
2) 船橋整形外科病院看護部：まるっとわかる！整形外科外来看護ポケットマニュアル. メディカ出版，大阪，2013：115-116.
3) 泉山公，今谷潤也，金城養典：橈骨遠位端骨折. 日本整形外科学会，日本手外科学会監修，橈骨遠位端骨折診療ガイドライン 2017 改訂第2版，南江堂，東京，2017：10-14，34，43-46，52，66-80.

5 骨折

Q71 鎖骨骨折の治療が、保存療法と手術療法に分かれるのはなぜ？

A 鎖骨骨折の治療は基本的には保存療法が行われます。転位が大きい、粉砕が重度の場合は手術療法が選択されます。

三由香苗

鎖骨骨折は3種類、うち8割が骨幹骨折

鎖骨骨折は、直接打撃を受けた場合や、転倒などで手や肘をついたときに、肩甲骨に対して内方への力が加わることによって起こります。

鎖骨骨折の分類と好発部位を図1に示します。

保存療法として、鎖骨バンド、三角巾などで固定

鎖骨骨折で生じる症状として、疼痛、腫脹、皮下出血、上肢挙上困難などが挙げられます。

基本的な治療法として、転位が少ない場合は保存療法が選択されます。鎖骨バンドで固定する方法と、三角巾のみで固定する方法があります。鎖骨バンド固定の場合は、できるだけ胸をそらせた姿勢で装着し、骨片の整復を図ります（図2）。

手術療法として、プレートやワイヤー、スクリューなどで固定

転位が大きい場合や開放骨折では、手術療法が選択されます。手術療法は、プレート固定とワイヤーやスクリューなどによる固定があります。偽関節などにより、骨移植手術を行うこともあります（図3）。

図1 鎖骨骨折の分類と好発部位

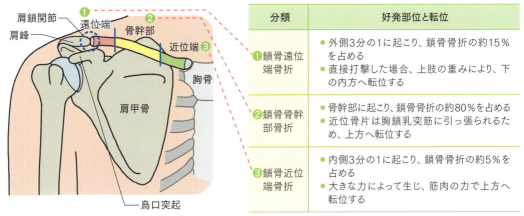

分類	好発部位と転位
❶鎖骨遠位端骨折	● 外側3分の1に起こり、鎖骨骨折の約15％を占める ● 直接打撃した場合、上肢の重みにより、下の内方へ転位する
❷鎖骨骨幹部骨折	● 骨幹部に起こり、鎖骨骨折の約80％を占める ● 近位骨片は胸鎖乳突筋に引っ張られるため、上方へ転位する
❸鎖骨近位端骨折	● 内側3分の1に起こり、鎖骨骨折の約5％を占める ● 大きな力によって生じ、筋肉の力で上方へ転位する

図2 鎖骨バンドを用いた固定法

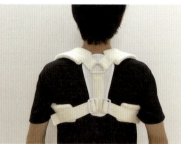

鎖骨バンド正面　　鎖骨バンド背面

できるだけ胸をそらした状態で装着する

図3 鎖骨骨折（左肩）の手術適応（プレート固定）

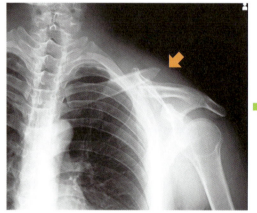

手術前
● 鎖骨骨幹部に転位を認める

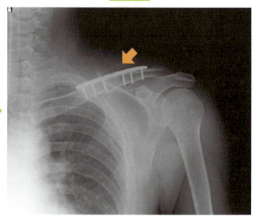

手術後
● 術後、良好な整復位が得られている

神経血管損傷を防ぐため、固定法と観察ポイントに注意する

治療中における合併症には、神経血管損傷、偽関節、開放骨折などによる感染があります。

バンド固定では、腋窩神経や血管を圧迫しすぎないように十分に注意しながら固定し、固定方法や更衣について指導します。

術後は、神経障害のアセスメントとして、手指・手関節の動きを観察します。また、末梢循環障害の観察として、皮膚・爪色、冷感、末梢動脈拍動の有無を確認します。

文献
1) 船橋整形外科病院看護部：まるっとわかる！整形外科外来看護ポケットマニュアル．メディカ出版，大阪，2013：110-111．
2) MSDマニュアル プロフェッショナル版，鎖骨．https://www.msdmanuals.com/ja-jp/（2019.4.10.アクセス）

5 骨折

Q72 プレート固定と髄内釘固定の適応疾患は？

A 骨折の部位・分類によって適応は異なります。基本的に、関節内骨折と骨幹部骨折（長斜骨折）はプレート固定、骨幹部骨折（短斜骨折、横骨折）には髄内釘固定を選ぶことが多いです。

手術室　高原紀幸

骨折治療の固定には2パターンある

骨折治療には、絶対的固定と相対的固定という固定の方法があります。

1. 絶対的固定

骨折した骨片をしっかりとあわせて、その骨片が動かない状態に固定することです。

主に関節内骨折で適応となり、治療としてプレートやスクリューを用いた固定法が必要となります（図1）。

AO法では、関節内骨折の治療の原則は、関節面の解剖学的整復が確実に得られるように計画することです。

2. 相対的固定

相対的固定とは、骨折した骨片がきちんとあっていなくても、骨の長さ、回旋、軸に注意し、整復固定します。骨片があっていませんが、多少動くことで仮骨が形成され、骨の生着が促されます。この場合は、骨折部分にメスは入れないため、骨膜が温存され、旺盛な仮骨形成がみられることがあります。

主に長管骨の骨幹部骨折に適応となり、髄内釘や外固定を用いて治療します（図2）。

AO法では、骨幹部骨折の治療では解剖学的に詳細な整復を求めることなく、長さ、回旋、アライメントを回復することが必要とされています。もちろん、骨折型により、例外は存在します。

文献
1）糸満盛憲総編集：AO法 骨折治療．医学書院，東京，2010：94，102．

図1　絶対的固定のイメージ
● 関節内骨折に対してプレートとスクリューで固定

図2　相対的固定のX線画像（右大腿骨）
● 骨幹部骨折に対して髄内釘で固定

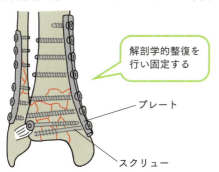

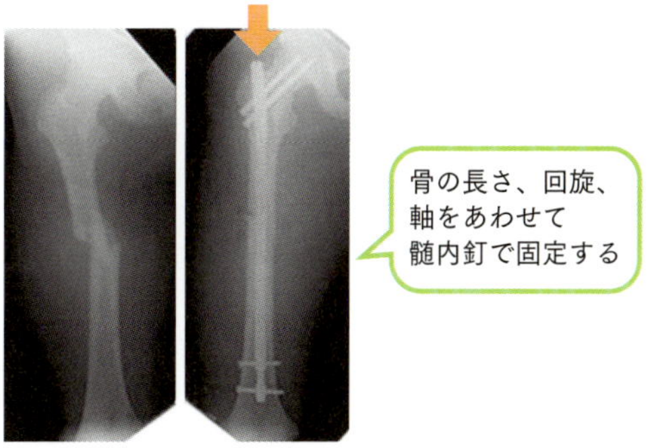

（写真提供：ジョンソン・エンド・ジョンソン株式会社）

5 骨折

Q73 スクリューって種類別にどのような特徴があるの?

A スクリューには大きく分けてコーティカルスクリュー、キャンセラススクリュー、ロッキングスクリューの3種類があります。

手術室
高原紀幸

骨折治療で用いるスクリューは形状の違いから3種類に分けられる

コーティカルスクリュー(図1-①)はネジ山が小さく、ネジ山の間隔(ピッチ)も狭い特徴をもっています。これは、固くて厚みのあまりない皮質骨に適応するような形状となっています。タップ(器具を使用し、スクリュー孔にネジ山を作ること)は必要となります。

キャンセラススクリュー(図1-②)はネジ山が大きく、ピッチも広い特徴をもっています。これは、やわらかい性質をもつ海綿骨に適応するような形状になっています。タップは基本的に不要ですが、骨質が硬い場合は必要となります。

ロッキングスクリュー(図1-③)は、スクリューヘッドにネジ切りされていて、スクリューとプレートがロックされ一体となる構造になっています(図2)。スクリュー径が太いのが特徴で、タップは不要です(セルフタップ)。スクリューとプレートがロックされるので、骨に余計な圧迫がかかりません。

圧迫するか、しないかで固定法が異なる

1. ラグスクリュー法(圧迫スクリュー)

反対側の骨片に圧迫をかけ、整復固定する場合に行います。

パーシャルスレッドのキャンセラススクリューを使用すると、骨片間に圧迫がかかり骨折が整復され、固定されます(図3-①)。コーティカルスクリューを使用しても、同様に骨片を引き寄せ、圧迫をかけられます(図3-②)。

2. ポジショニングスクリュー

整復された骨折部を、そのまま圧迫をかけず固定するスクリューの役割を、ポジショニングスクリューといいます(図4)。

文献
1) 糸満盛憲総編集:AO法 骨折治療(第2版). 医学書院, 東京, 2010:158-166.

図1 スクリューの種類

種類	①コーティカルスクリュー	②キャンセラススクリュー	③ロッキングスクリュー
イメージ	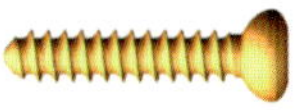	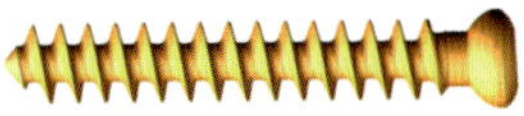 フルスレッド 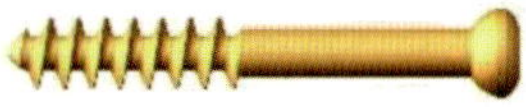 パーシャルスレッド	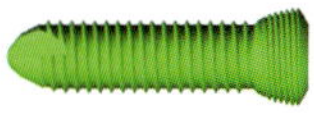
適応	皮質骨 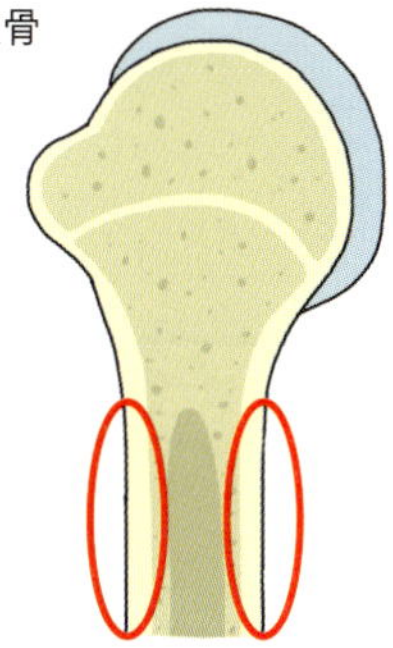	海綿骨 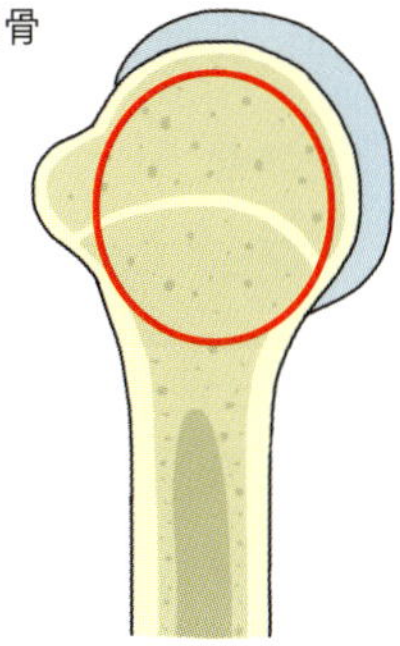	皮質骨・海綿骨 ● 症例に応じて適応 ● 角度安定性があるため、整復の保持に有利
特徴	● 全長にネジ山がある ● 山・谷径の差が小さい ● ピッチ幅が狭い ● 近位、対側両方の皮質骨で固定	● 山・谷径の差が大きい（高い山径と低い谷径） ● ピッチ幅が広い ● 海綿骨内で骨梁を圧迫して固定	● プレートロックされる構造 ● スクリュー径が太い ● 骨に余計な負担がかからない
タップ	必要	基本的には不要 （骨質が硬い場合のみ必要）	不要 （セルフタップ）

（写真提供：ジョンソン・エンド・ジョンソン株式会社）

図2 ロッキングスクリューの構造

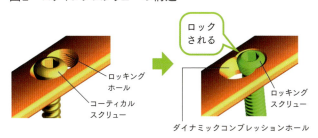

● LCP ロッキングスクリューシステム
（ジョンソン・エンド・ジョンソン株式会社）

図3　ラグスクリュー法のしくみ
①パーシャルスレッドのキャンセラススクリューを用いた場合

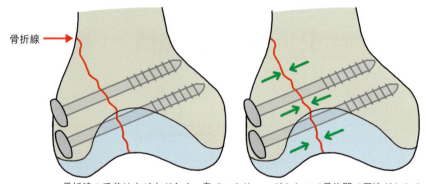

- 骨折線の手前はネジ山がなく、奥でスクリューがかむので骨片間で圧迫がかかる

②コーティカルスクリューを用いた場合

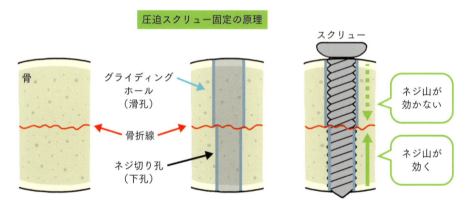

- 骨折線手前を大きいサイズでドリルすることでネジ山を効かなくして、骨折線の奥だけ効かせるようにする。それによって、パーシャルスレッドと同様の効果が得られ、骨片間に圧迫がかかる

図4　ポジショニングスクリューのしくみ

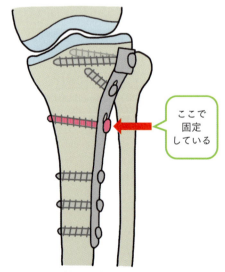

- 圧迫をかけず整復を崩さないように固定するスクリューの役割がある（←）

5 骨折

Q74 下腿骨折で、保存療法と手術療法になる境界線はどこ？

A 転位の少ない骨折や腓骨骨折は、基本的に保存療法が選択されます。転位のある脛骨骨折、粉砕骨折、脛骨腓骨同時骨折は、基本的に手術療法の適応です。

丸山美奈子

下腿骨折後の骨癒合は患部（骨）によって異なる

1. 解剖的特徴（図1）

脛骨の前から内側にかけては筋肉がなく、皮膚の下に直接骨を触れることができます。そのため、直達外力により開放骨折になりやすいです。また、骨折治癒には骨折部周囲の血流が豊富なことが重要ですが、脛骨の下半分は、筋肉が腱に移行する部位のため、骨周囲の血流に乏しく、その部位での骨折は治りにくいことが知られています。

腓骨骨折では、腓骨を覆う筋肉からの血流がよく、骨癒合が良好です。

2. 下腿骨折の原因

交通事故、スポーツ中の事故などの高エネルギー外傷により起こることが多いです。

骨折部や転位などの状態から治療法を判断する

年齢、転位の大小と骨折の病態、外傷の有無、創の状態によって治療方法を判断します（図2）。

図1 下腿骨の構造

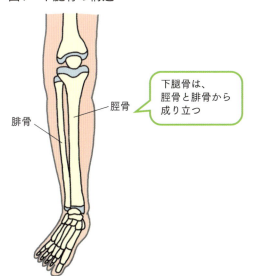

下腿骨は、脛骨と腓骨から成り立つ

図2 骨折した脛骨・腓骨のX線画像（右肢）

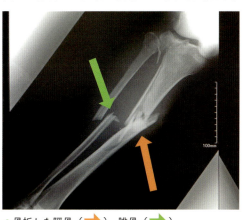

●骨折した脛骨（➡）、腓骨（➡）

保存療法は感染率が低く、骨内異物を除去する必要がありません。転位のわずかな骨折、疲労骨折などの不完全骨折、整復が可能な骨折は、ギプス固定やシーネ固定などの外固定を行い、経過観察して骨癒合を待ちます。

転位の大きい骨折、開放骨折、整復が保てない骨折は手術療法が選択されます。手術療法には、**髄内釘固定**、プレート固定、創外固定があります。手術療法は早期に関節可動域訓練が開始できるため、社会復帰が早く期待できます。

■ 患者自身ができるよう 処置・観察のポイントを指導する

RICE処置を指導します（➡ **5 骨折** ここだけはおさえておきたい）。

表1　患者に指導したい観察ポイント

> ❶ コンパートメント症候群の症状（疼痛、腫脹、蒼白、脈拍消失、麻痺、知覚障害）
> ❷ 水疱形成、かぶれなどがないか？
> ❸ （シーネ、ギプス固定時の注意事項として）
> 　足の指先が動くか？
> 　痛みが強くなっていないか？
> 　爪甲色が悪くなっていないか？
> 　しびれが強くなっていないか？
> 　（➡ Q80 ）

表1に示すポイントを観察するよう説明し、患者さん自身が自宅で確認できるよう指導して、よく理解してもらうことが大切です。

文献
1）中村利孝，松野丈夫監修：標準整形外科学 第13版．医学書院，東京，2017：728-729，756，805-806．

5 骨折

Q75 骨折時、周術期の疼痛管理はどのようにしているの？

A 周術期においては、薬物療法や安楽な体位の工夫などで積極的に疼痛管理を行い、機能回復を促します。

病棟
鈴木由起子

周術期の疼痛は、合併症の増加につながる

骨折の手術では、組織が損傷し、損傷部位で炎症反応が起こることで疼痛を生じます。この疼痛を放置すると、過剰なストレス反射が惹起され、副腎皮質ホルモンやカテコラミンが増加し、その結果、組織の血流不全や免疫抑制が生じ、治癒遅延や感染などの合併症が増加します。

そのため、周術期の疼痛をいかにうまくコントロールするかが、手術に大きくかかわってきます[1]。

時期に応じた疼痛管理を行う

1. 術前

術前から疼痛や腫脹を伴っていることが多いため、安楽な体位の工夫、患肢挙上、アイシング（冷罨法）を行い、必要に応じて牽引やギプス固定を行います。

2. 術中

術中は全身麻酔単独ではなく、積極的に局所浸潤麻酔や末梢神経ブロックなどを併用します。麻酔領域を限定することで、安全かつ効果的に術後疼痛を軽減することができます。

3. 術後

術後の腫脹による疼痛には、患肢の安静や挙上、冷罨法を行います。

薬物療法として、第一選択薬は非ステロイド抗炎症薬（NSAIDs）が最も広く使用されています。また、術後疼痛が強い場合は、ペンタゾシン（ソセゴン®）などの非麻薬性中枢鎮痛薬が投与されます。ペンタゾシンとヒドロキシジン（アタラックス®-P）の併用投与による相加的な鎮痛効果があるため、併用して投与することがあります。アセトアミノフェン静注液の鎮痛効果は、ペンタゾシンと比較すると弱いですが、経口摂取が不可能な術直後から投与することができるので、他の鎮痛薬と併用することで相加的な効果が期待できます（表1）。

鎮痛薬の種類によっては、全身状態、既往歴、アレルギーなどによる禁忌もあります。そのため、問診や血液検査でアセスメントを行い、医師や薬剤師とともに鎮痛薬を選択し、適正かつ安全に投与していくことが重要です。

文献
1) 水野樹, 花岡一雄：整形外科の周術期疼痛管理. ペインクリニック 2012；33（1）：57.

表1　薬物療法による疼痛管理

● 医師の指示のもと鎮痛薬を使用し、疼痛軽減を図っていく

	一般名（商品名）	特徴	主な副作用	禁忌
非ステロイド抗炎症薬（NSAIDs）	フルルビプロフェンアキセチル（ロピオン®）	プロスタグランジン合成阻害作用による鎮痛・消炎	ショック、ALT・AST上昇、悪心・嘔吐、熱感など	● 本剤成分に対し、過敏症の既往歴のある患者 ● 消化性潰瘍、重篤な血液異常、肝・腎障害、心機能不全、高血圧、アスピリン喘息のある患者　など
	ジクロフェナクナトリウム（ボルタレン®）	作用は強いが副作用も多い　プロスタグランジン合成阻害作用による鎮痛・消炎	低体温によるショック、消化器症状　など	
弱オピオイド鎮痛薬	ペンタゾシン（ペンタジン®・ソセゴン®）	オピオイド受容体へ作用し痛覚電導系を遮断し、15～20分で効果発現。3～4時間効果継続　ヒドロキシジンの併用投与で相加的鎮痛効果あり	ショック、アナフィラキシー、呼吸抑制、悪心・嘔吐　など	● 本剤成分に対し、過敏症の既往歴のある患者 ● 頭蓋内圧上昇、頭部外傷、重篤な呼吸抑制のある患者など
ヒスタミンH₁受容体拮抗薬	ヒドロキシジン塩酸塩（アタラックス®-P）	中枢神経抑制効果での不安や神経症にともなう緊張の緩和に効果あり　オピオイドの鎮痛効果の増強と、オピオイドの副作用である悪心・嘔吐の軽減に効果あり	眠気・口渇、ショック・アナフィラキシー、QT延長・心室頻拍、肝機能障害、黄疸、注射部位の壊死、皮膚潰瘍など	● 本剤成分に対し、過敏症の既往歴のある患者 ● ポルフィリン症の患者、妊婦または妊娠している可能性のある婦人
強オピオイド鎮痛薬	フェンタニルクエン酸塩（フェンタニル®）	オピオイド受容体へ作用し痛覚電導系を遮断し、静注後ただちに効果発現。30～40分効果継続	換気障害、悪心・嘔吐、起立性低血圧	● 本剤成分に対し、過敏症の既往歴のある患者 ● 筋弛緩薬の使用禁忌、頭部外傷・脳腫瘍などによる昏睡状態、けいれん発作のある患者　など
アセトアミノフェン	アセトアミノフェン（アセリオ®）	主として中枢神経系に作用し、鎮痛・解熱作用を発揮　6時間ごとの定期投与が可能	肝障害　など	● 本剤成分に対し、過敏症の既往歴のある患者 ● アスピリン喘息のある患者、消化性潰瘍のある患者、重篤な血液の異常のある患者、重篤な肝障害のある患者、重篤な腎障害のある患者、重篤な心機能不全のある患者、など

5 骨折

Q76 下肢骨折後の松葉杖歩行って、どのようにしているの？

A 骨折の部位や治療方法などにより、医師の荷重指示にあわせて歩行訓練していきます。

伊藤美彩子

患肢の荷重量は段階的に変えていく

骨折治療の基本原則は、①変形のない骨癒合を得ることと、②機能の回復です[1]。

骨折後、過分な負荷がかかると骨癒合の遅延転位などが起こるリスクがあります。そのため、患肢への負荷を最小限にして病変部の安静が必要になります。その手段の1つとして、松葉杖があります。

患肢の荷重量は、治療方法・骨折の治癒状態にあわせ、医師の指示により段階的に変わっていきます。

患肢にまったく体重をかけない完全免荷（NWB）や、荷重コントロールが必要な部分荷重（PWB）から開始します。PWBには1/2荷重・1/4荷重など、体重に対しての荷重量があります。

PWB訓練では、松葉杖を使用し患肢で体重計に乗り、指示荷重量を体感・目視で確認します。次に、体重計を見ずに練習します。

荷重量にあわせて松葉杖の使い方は異なる

1. 平地歩行

NWB歩行（図1）は、患肢を完全に浮かせた状態で、両松葉を同時に前につき、次いで健肢をつく、免荷3点歩行です。

PWB歩行（図2）では、松葉杖と患肢を同時に前につき、次いで健肢をつく、部分負荷3点歩行になります。

片松葉杖歩行（図3）は、PWBの2/3荷重より開始します。健肢側に松葉杖を保持し、患肢と松葉杖を同時につき歩行します。

2. 階段歩行

上りの場合は、健肢を上げてから、同じ段に両松葉杖・患肢を上げて上ります。後方転倒に注意します。

下りの場合は、両松葉杖・患肢を下ろし、次に健肢を同じ段に下ろします。前方転倒に注意します。

3. 使用時の注意点

松葉杖を使用する際、腋窩パッドで体を支えると、腋窩神経麻痺や血流障害を起こしやすいので、注意が必要です。松葉杖は、患者さんにあわせて正しく調整することがポイントです（→Q81）。

雨の日や床が濡れている場所では、松葉杖が滑りやすくなるため、転倒に注意します。

文献

1) 小野啓郎監訳：図解 骨折治療の進め方 第3版. 医学書院, 東京, 2008：31.
2) 荻野浩編：整形外科スタンダードテキスト下肢編. 整形外科看護 2010；15（春季増刊）：290-291.
3) 船橋整形外科看護部：まるっとわかる！整形外科外来看護ポケットマニュアル. メディカ出版, 大阪, 2013：73-75.

図1　NWB歩行（免荷3点歩行）

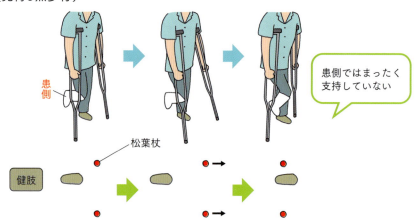

図2　PWB歩行（部分負荷3点歩行）

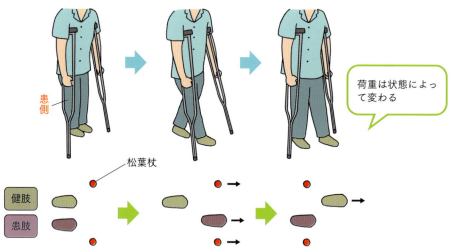

図3　片松葉杖歩行

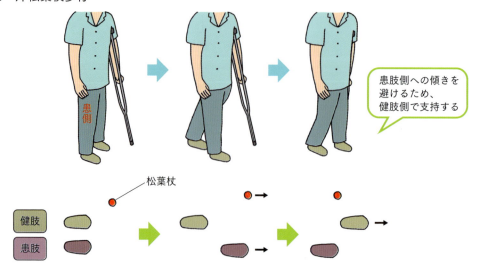

5 骨折

Q77 上肢・下肢骨折術後、退院後の生活について、どのような指導をしているの？

A 骨折部位や術式によって異なりますが、疼痛・腫脹の軽減方法や、患者さんが安心して退院できるように、日常生活行動について指導します。

病棟
鈴木由起子

退院後に困ることのないように理解度を確認しながら行う

術式や骨癒合状況によって指示内容が異なるので、患者さんが内容をよく理解しているか確認し、退院後に困ることのないように指導します（表1）。

また、口頭だけでなく、紙面を用いて指導を行います。年齢や理解力の程度によっては、患者さんをサポートする家族などにも行います（図1）。

身体状況と生活スタイルにそって指導する

1. 創部管理・感染予防

創部の抜糸、抜鉤をする前に退院することが多いです。被覆材や消毒の方法、シャワー浴・入浴の方法と開始時期についても指導し、感染予防に努めます。

強い疼痛、創部からの出血や滲出液の増加、創部周囲の発赤増大などの異常時の対処方法について説明します。

2. 固定方法・補助具の使用

術式によって、患部の負荷量や固定方法が異なるため、指示内容も変わります。患部が免荷時は適切な補助具を選択し、実際に動作を行い、使い方を習得してもらいます。ギプス・シーネや装具使用時は、神経障害に注意するよう指導します。

3. 服薬指導

骨折手術後は、退院後も疼痛や腫脹が継続することが多いです。疼痛・腫脹を軽減するために処方された薬剤（鎮痛薬・消炎薬、抗生物質など）を、指示通りに服用するよう指導します。

4. 日常生活

個人差はありますが、術後に生活の不自由さを感じたり、身体のバランス感覚が低下します。転倒リスクがあることを伝え、体調にあわせて、安全に日常生活を送るように指導します。また、骨折部位の腫脹軽減のために、枕やクッションを用いた挙上法も伝えます。

表1 骨折手術後の退院指導で伝えたい主な項目

❶創部管理と感染予防、異常時の対処法
❷清潔（入浴・シャワー浴の許可）
❸装具、ギプス・シーネの使用法
❹服薬指導
❺転倒リスクと日常生活の過ごしかた
❻腫脹時の挙上法（枕などを使用）
❼退院後のリハビリ
❽個別の指示（通勤・通学、自動車の運転など）

145

図1　当院における骨折手術後の退院パンフレット

● 紙面を用いて退院指導する

骨折の手術を受けられた患者さまへ

□前腕骨骨折　□上腕骨骨折　□鎖骨骨折　□下腿骨骨折　□大腿骨骨折

1・傷について

☆ 傷は（□ガーゼ・□滅菌テープ・□フィルム材）等で保護されています。
多少の出血、滲出液は問題ありません。
フィルム等より流れ出るような時は、電話で相談してから外来受診してください。

2・固定方法

☆包帯固定　：包帯はゆるんできますので、毎日巻きなおしましょう。
☆シーネ固定：シーネは包帯で巻いています。ゆるんだら巻きなおしましょう。
☆ギプス固定：ギプスは濡らさないようにしましょう。濡れると内部が湿り、
　　　　　　　不快な思いをします。
　　　　　　　しびれが出たり、指が動かなくなってきたら、病院に電話をして下さい。

3・清潔

☆シャワー、入浴は担当医の許可が必要です。

4・薬

☆ 抗生物質：処方された薬は指示通りに服用して下さい。
☆ 痛み止め：渡された薬は、鎮痛薬です。
　　　　　　 胃腸に異常（重い・痛い・気持ちが悪い）がでた時は服用を中止し、
　　　　　　 担当医に相談しましょう

5・日常生活

☆骨折部位の安静：家にいる時、夜間休む時は、骨折部位を高くあげましょう。
　　　　　　　　　更に手や足の関節を十分に動かし血流を促すようにしてむくみ予防
　　　　　　　　　に努めましょう。
☆学校・仕事　　：担当医と相談してから始めましょう。

関節・筋肉は、数日間の安静で萎縮や硬縮が起こります。退院後のリハビリは、手術後の経過とともに、どのように進めるのか具体的に指導します。

通勤・通学や家事、車の運転、自転車の利用など、患者さんの年齢や社会的な背景によって指導内容が異なるものについては、医師に指示などを確認しながら個別に対応します。

文献
1) 飯田唯史，飯田鷗二：骨の手術. 土方浩美編，整形外科ケアマニュアル，照林社，東京，2008：236-255.
2) 坪裕子：骨折の手術後の看護. 整形外科看護 2005；10（秋季増刊）：285-291.

5 骨折

Q78 骨折に対する徒手整復は、どのように行われるの？

A 徒手整復とは、非観血・徒手的に解剖学的正常位に戻す手技のことです。骨折の転位や患者の苦痛の状況により、局所麻酔を使用して整復します。

外来
田中潤子

骨折後、早期の整復が重要

徒手整復が必要となる主な疾患は、橈骨遠位端骨折、橈尺骨骨折、中手骨骨折、小児の上肢骨折などがあります。

骨癒合を得るために、可能な限りの解剖学的整復位（正確な位置）を獲得することが必要となります。骨折から2、3日は、骨折治癒過程の炎症期として、血腫を形成し、患部は腫脹します。腫脹が強いと整復が困難となるため、早期の整復が重要です。

骨折の状況により、必要時は、X線透視下で確認しながら、助手は近位部を保持し、術者は、反対牽引を行いながら整復を行います（図1）。

整復困難な場合は、手術療法の適応となります。

患者の不安を軽減し、神経血管損傷の観察に努める

処置の手順や状況に応じて、局所麻酔薬を使用して痛みのコントロールをする旨を説明し、不安の軽減に努めます。協力が必要なため、特に小児は家族とともに患者さん本人に説明し、できるだけ納得した形で処置が行われることが望ましいです。

神経血管損傷に注意して、整復とその介助が行われなければなりません。そのため、整復前後に、皮膚と爪の色、麻痺、しびれ、手指・足趾の動き、水疱の有無、動脈の触知、痛みの増強などのチェックを行います。

整復後はギプスまたはシーネ固定を行います。ギプス障害やコンパートメント症候群の予防のために、患肢の挙上、アイシング（冷罨法）、手指・足趾の運動の必要性を説明します。

文献
1) 中村利孝，松野丈夫監修：標準整形外科学 第13版，医学書院，東京，2017：40, 176, 724.

図1　徒手整復の方法（橈骨遠位端骨折の例）
- 2名で整復する場合、助手が近位部を把持し、整復者が骨折部の矯正を愛護的に行う

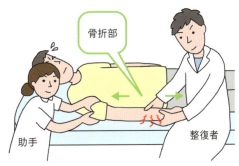

5 骨折

Q79 肋骨骨折の合併症には、どのようなものがあるの？ 観察ポイントは？

A 頻度が高い合併症には気胸、血胸、肺損傷などがあります。呼吸状態、全身状態、意識状態、胸痛の有無などの観察が重要です。

外来
岡元久美

リスクのある合併症は、部位によって異なる

骨折部位よって、起こりうる合併症は異なります。なかでも、最も注意すべきは血胸と気胸です（図1）。

肋骨骨折の診断は、胸部X線検査、CT検査などで行います。

重篤な合併症を防ぐためにバイタル、全身状態をよく観察する

肋骨骨折における観察のポイントを表1に示します。

観察ポイントの優先順位に従って迅速に評価を行うと同時に、声をかけたり、手を握ったりして、患者さんに安心感を与えることも忘れないようにします。

外傷あるいは、咳などが原因で胸痛と呼吸困難を訴え来院した患者さんがいた場合、バイタルサインおよびSpO_2の測定を行います。このような場合は外科的処置が必要となることが多いため、早急に医師に報告し診察を行います。

内臓器官への合併症を生じた場合は、短時間で重症化することがあるため、1つひとつの観察ポイントをしっかり把握して、対応し報告できるようにします。

受傷数時間後に症状が発現することもあるため、経時的な観察も必要となります。

文献
1) 福井次矢，高木誠，小室一成総編集：今日の治療指針 私はこう治療している 2017年版．医学書院，東京，2017：54.
2) 山口徹，北原光夫，福井次矢総編集：今日の治療指針 私はこう治療している 2009年版．医学書院，東京，2009：42-43.

図1 部位別・肋骨骨折で起こりうる主な合併症

- 肋骨は左右12対の骨で、胸骨、脊椎とともに胸壁を構成している

骨折部位	主な合併症
第1〜2肋骨骨折	大血管損傷、頸部外傷、心損傷、気管損傷、肺損傷
第3〜9肋骨骨折	気胸、血胸、肺損傷
第10〜12肋骨骨折	肝損傷、脾損傷、横隔膜損傷

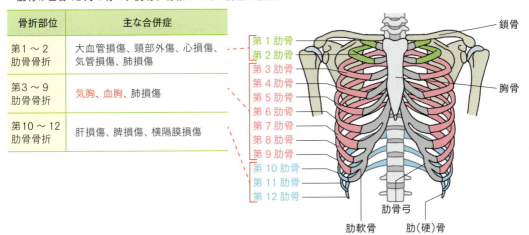

表1 肋骨骨折の観察ポイント

全身状態	胸痛の状態は？ どのようなときに痛みが強いのか？（深呼吸時、咳嗽時など） 疼痛や圧痛の程度は？ チアノーゼや四肢冷感、冷汗はないか？ 胸郭の動きは規則的か？
呼吸状態	呼吸苦はないか？ 浅い頻呼吸になっていないか？ 規則正しくできているか？ 呼吸音（ゼイゼイ、ヒューヒュー）は？
意識	反応はあるか？ もうろうとしていないか？ 話せるか？
SpO_2、血圧	低値になっていないか？
触診	皮下気腫を生じていないか？ 圧痛はないか？ 胸郭の変形や膨隆はないか？
聴診	呼吸音の左右差はないか？ 片側の減弱や消失はないか？
視診	皮疹を生じていないか？（帯状疱疹など）
その他	頸動脈の怒張、咳嗽や血痰の有無、外傷歴など

5 骨折

Q80 骨折して腫れているときは、なぜシーネ固定なの？ ギプス固定中の合併症や看護のポイントは？

A 患部の腫脹が強いときにギプスを巻くと、循環障害などの合併症を起こす場合があるからです。合併症予防のため、ギプス固定中は観察や患者指導が重要です。

外来
福田有希子

骨折直後の炎症期はギプスによる合併症が起こりやすい

骨折すると骨膜や筋肉・血管から出血し、血腫や炎症を起こすため、患部は腫脹します。腫脹が強いときや、強くなると予想される状態でギプスを巻くと、血管や神経が圧迫され、循環障害や神経麻痺などの合併症を生じる場合があります。循環障害になることで、拘縮や壊死が引き起こされます。

そのため、腫脹が強いときにはシーネ固定を選択します。腫脹のピークは受傷後、1〜3日です。

ギプスやシーネ固定による主な合併症と観察項目

1. 循環障害

患部の腫脹などにより、ギプス内がきつい場合に生じます。

ギプス固定後の重要な観察ポイントとして、腫脹、しびれ、皮膚・爪の色、末梢血管再充填時間（capillary refilling time：CRT）の遅延、冷感、著しい疼痛などが挙げられます（図1）。

循環障害が疑われる場合はすぐに受診してもらい、シーネ固定の包帯を緩めたり、ギプスカットや割入れを行い、除圧します。ちなみに、コンパートメント症候群は、ギプス固定の圧迫でも起こることがあります。5P徴候に注意し、迅速に対応することが必要です（→5 骨折ここだけはおさえておきたい）。

2. 神経麻痺

ギプス・シーネ固定により、神経が圧迫されることで生じます。

観察ポイントとして、しびれ、疼痛、手指・足趾の動きなどが挙げられます。

良肢位の保持、固定しているものを外すなどの対応を行います。

3. その他

上記のほかに、関節拘縮、皮膚損傷などの合併症にも注意します。

自身で観察できるような患者指導が重要

帰宅後は患者さん自身が合併症の予防・早期発見をしなければなりません。自宅で確認できるよう指導し、理解してもらうことが大切です（表1）。

図1 循環障害で観察したい項目

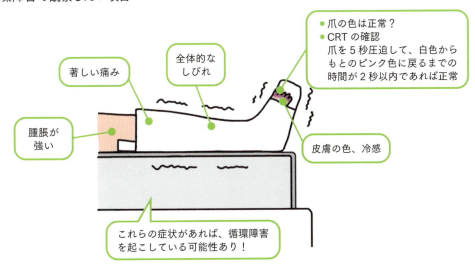

表1 患者指導で伝えたい合併症の予防法と早期発見のための観察ポイント

- 拘縮や腫脹予防のために、固定した手足の指先はよく動かす
- 腫脹を予防するために、患肢挙上を行う
- 指先の動き・色、爪の色が悪くないか
- 痛みやしびれは強くなっていないか（図1）

あてはまる場合は、すぐに病院へ連絡・受診するように説明する

文献

1) 金子和夫：第36章 外傷総論．中村利孝，松野丈夫監修，標準整形外科学 第13版，医学書院，東京，2017：713-725.
2) 塩田真史：第8章 骨折の合併症 予防と対応法．まるごと骨折これ1冊，メディカ出版，大阪，2018：246-257.
3) 船橋整形外科病院看護部：第2章 整形外科外来で行われる治療・処置．まるっとわかる！整形外科外来看護ポケットマニュアル．メディカ出版，大阪，2013：35-41.

5 骨折

Q81 松葉杖を正しくあわせるにはどうしたらいいの?

A 松葉杖の長さと腋下パッド、グリップの位置が患者さんの身体に適するように調整します。年齢や歩行状態を考慮して、安全に使用できるようにします。

外来

梅原奈央

安全に歩けるよう松葉杖を調整する

松葉杖を正しくあわせるには、まず、骨盤の幅程度に足を開いて立ってもらいます。松葉杖の先は、つま先より前外側15〜20cmの部分につきます。

松葉杖の長さは身長から40cmを引いた高さ、または腋窩前方から靴底までの距離（仰臥位）に5cm加算した高さに設定します。長さを決める際の肘の角度は15〜30°となるようにします。

腋下パッドは腋窩より5cm（2〜3横指）下方、グリップが大転子の高さに調整します。

グリップの高さは、肘が30°屈曲する位置で、大転子あたりにくる高さが適当です（図1）。

神経麻痺や不安定な歩行を防ぐため、適切に使用する

実際にあわせる際は、以下の点に注意します。

①長すぎる松葉杖は患者さんの腋窩を圧迫し、腋窩神経麻痺の原因になります。また、短すぎる場合は、前傾姿勢を増強させ、背部痛などの原因となる可能性があります。松葉杖歩行が不安定にならないように適切な長さを選ぶことが重要です。

②はじめて使用する場合や年齢、歩行状態を考慮し、必要があれば使用方法を指導します。確実に使えるか確認します。

③使用する松葉杖の状態、特に杖の先についたゴムが劣化していないか点検します。

文献
1) 黒川真紀子：もう迷わない・間違えない！歩行補助具＆病棟医療機器 お役立ちマニュアル 松葉杖. 整形外科看護 2013；18（9）：6-10.
2) 船橋整形外科病院看護部：まるっとわかる！整形外科外来看護ポケットマニュアル. 2013；2（9）：72-75.

図1 松葉杖のあわせかた

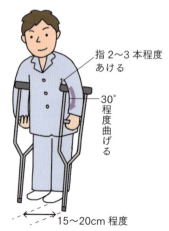

指2〜3本程度あける

30°程度曲げる

15〜20cm程度

5 骨折

Q82 四肢骨折の介達牽引と直達牽引の適応は？

介達牽引は主に高齢者の大腿骨頸部・転子部骨折や小児の上腕骨顆上骨折に適応、直達牽引は短縮を伴う大腿骨・下腿骨骨幹部骨折などの長管骨の骨折に主に適応されます。

竹内美香

牽引の目的は、整復と腫脹・疼痛の軽減

骨折すると骨片は付着した筋肉の収縮によって引っ張られ、骨折部位で短縮や変形が生じ、不安定になります。そこで、筋収縮に対抗する持続的な牽引力を働かせることで、周りの筋肉などの軟部組織が緊張し、短縮や変形が軽減して骨折部を安定化させることができます。

整復位を維持し、安静を保つことで、局所の腫脹や疼痛も軽減します。

牽引には**介達牽引**（図1）と**直達牽引**（図2）があり、選択基準は施設によって異なります。一般的に、短縮をともなう長管骨骨折や、牽引の期間が長く見込まれる場合は直達牽引が適用される場合が多くなります。介達牽引は主に、高齢者の大腿骨頸部・転子部骨折や小児の上腕骨顆上骨折に適応されます。

腓骨神経麻痺に注意して、適切に実施されているか確認

牽引中は、常に正しい方向・重さで牽引されているか、正しい体位や肢位が保たれているかを確認します。

下肢の場合、**腓骨神経麻痺**に注意します。深部静脈血栓症（DVT）の予防や疼痛管理を行い、特に高齢者は床上安静による褥瘡発生リスクも高くなるため、除圧に努め、皮膚状態の観察をこまめに行っていくことが大切です。それに加え、介達牽引ではバンドを巻いた部分の皮膚障害、循環障害に注意し、直達牽引では循環障害・鋼線刺入部の感染にも注意が必要です。

文献
1) 佐藤和夫：四肢骨折に対する牽引療法. 整形外科看護 2014；19（7）：72-76.

図1 介達牽引

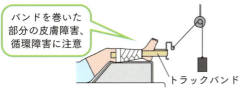

- 絆創膏やトラックバンドを使用し、皮膚を介して牽引する
- 直達牽引に比べて牽引力が弱く、2〜3kg程度の牽引力

図2 直達牽引

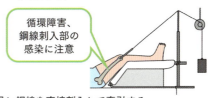

- 骨に鋼線を直接刺入して牽引する
- 8〜10kg程度の牽引力（下肢は筋肉量が多く、骨片が引っ張られる力も強いため、整復には強い力が必要）

5 骨折

Q83 そもそも創外固定って何?

A 体内に固定具を埋没させる固定法(内固定)に対し、体外(創外)から骨を固定し治療する方法です。

病棟
馬渡美香

創外固定とは

内固定では、骨折部を直接的に固定するため、皮膚を大きく切開し金属を挿入する必要があります。一方、創外固定では小さな切開を行い、骨折部から離れた健常な骨にスクリュー（ピン）を何本も挿入し、そのピンを外的（間接的）に固定することで、骨折部の固定を行う治療法（図1）です。

内固定できない骨折や、先天性変形などに適応

1. 骨折部や病変部の直接的な処置が困難な場合の固定

骨盤骨折や重度の開放骨折・粉砕が著しい骨折では、内固定が不可能な場合があり、創外固定で軟部組織の損傷部位を避けて固定します（図2）。

皮膚損傷により感染リスクが高い場合や、患部腫脹が強くコンパートメント症候群が危惧される骨折では、軟部組織損傷部位を避けて創外固定を行い、軟部組織が修復された後に二次的治療として内固定を行う場合があります。

2. 骨や関節の変形矯正、骨延長

先天性の変形や短縮に対し、骨を意図的に切断し創外固定を行うことで、骨延長や変形の矯正を行います。また、骨折後の偽関節や

図1 創外固定（下肢）のイメージ

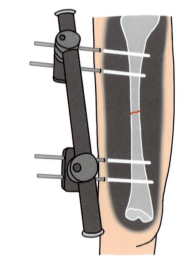

● 体外から骨を固定して治療する

脳疾患後の関節拘縮により、日常生活に支障がある場合にも、創外固定を用いて変形の矯正を行うことがあります。

しかし、骨密度が低下していると、ピン固定部にゆるみが生じ、十分な固定ができないため、適応外となることがあります。

創外固定の合併症と看護のポイント

創外固定ピンの刺入部や患部の観察を行い、合併症（表1）の症状に留意します。

図2 創外固定の実際（左脛腓骨近位端粉砕骨折、左脛骨高原骨折）

X線画像

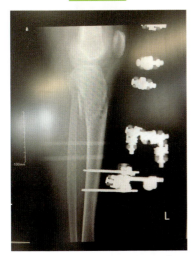

外観の様子

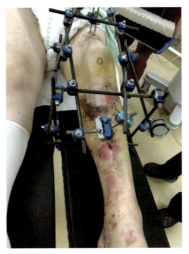

● 患部の腫脹が強く、水疱多発形成があり創外固定となった

1. 感染症

内固定では、異物を体内に留置するため、感染症に至った場合、骨感染となり薬剤性の治療が難航しやすくなります。そのため、患部の腫れが強い患者さんや感染症のリスクが高い患者さんに対して、創外固定を実施することがあります。

しかし、創外固定においても少なからず感染症のリスクはあり、創外固定術ではピンが皮膚を貫通して骨固定をしているため、ピン刺入部からの細菌侵入や、ピン刺入部の皮膚が潰瘍化し皮膚の脆弱をきたすことがあります。

2. 深部静脈血栓症（DVT）

骨折および創外固定の部位によっては、活動の制限や荷重制限があり、術後離床できている場合でも筋力が低下しやすく、末梢循環不良やDVTのリスクがあります。

3. 動脈損傷・腱損傷・神経損傷

観血的に内固定する手術と異なり、目視による血管や腱・神経の位置を確認できないため、まれに創外固定のピンにより正常組織を損傷してしまうリスクがあります。内組織の損傷によって虚血性骨壊死に至る場合もあり、術前後にX線検査を実施して確認が必要です。

4. 疼痛・不眠・精神的苦痛

内固定に比べ手術侵襲が低いため、術後疼痛も比較的軽度であることが多いですが、術後は適切に鎮痛薬を使用し、痛みのコントロールを図ります。

骨延長術や骨矯正術においては、創外固定のピンを専用の器具を使用して延長・短縮するため、ピン刺入部のつっぱり感や疼痛の増強を生じることがあります。

創外固定フレームにより、術前のように体位変換ができなかったり、患部痛があることで術後不眠となることがあります。また、創外フレームが目立つことにより過度な視線を感じやすく、身体イメージの変化や長期の入院により精神的苦痛を感じてしまうことがあります。

> **刺入部の感染などに注意して、除痛と精神的サポートに努める**

医師の指示のもと、鎮痛薬を使用して適切に疼痛管理を行います。身体イメージの変化

表1　創外固定の合併症と看護のポイント

合併症	看護のポイント
❶感染症	● ピン刺入部の皮膚の観察および清潔の保持は必須であり、医師より許可があればシャワー浴を実施し、ピン刺入部を保清 ● ピン周囲から滲出があれば、ガーゼで保護し、滲出液の性状を観察し、適宜ガーゼを交換
❷部静脈血栓症（DVT）	● 末梢循環状態、DVT徴候、呼吸状態を観察 ● 筋力の状態およびリハビリ介入状況を確認 ● 離床介助を実施
❸脈損傷 　腱損傷 　神経損傷	● 末梢循環、腱・神経支配域の筋状態の観察 ● 異常所見があれば、早急に医師へ報告
❹疼痛 　不眠 　精神的苦痛	● 疼痛の状態にあわせて、医師・薬剤師と鎮痛薬を検討し、適切に使用 ● 創外固定フレームにカバーを装着 ● 患者本人の訴えを傾聴し、家族と協力するなど安静指示内での気分転換を図る ● 必要に応じて、睡眠薬の使用を検討

により精神的苦痛を感じやすいため、創外固定フレームにカバーを付けたり、患者さんの訴えを傾聴して、家族や他職種と協力しながら精神的にサポートしていくことが大切です。

文献
1) 坪祐子：創外固定の管理. 整形外科看護編集部編, 見てわかるすぐ使える整形外科ナースの必須看護技術, メディカ出版, 大阪, 2008：182-189.
2) 髙田宗知, 土屋弘行：創外固定と看護. 荻野浩編, 整形外科スタンダードテキスト下肢編. 整形外科看護 2010；15（春季増刊）：178-185.
3) 澤口毅：骨盤骨折に対する手術と看護. 荻野浩編, 整形外科スタンダードテキスト下肢編. 整形外科看護 2010；15（春季増刊）：49-51.

5 骨折

Q84 超音波骨折治療器って何?

A 骨折部位に低出力超音波を照射することにより、細胞刺激を与えることで、骨癒合を促進させる治療器です。

木本麻美

骨折術後や難治性骨折の骨癒合を促進する

超音波骨折治療器（図1）は、米国では1994年、わが国でも1998年から臨床現場で使用されています。現在では保険診療として、個人に定額で貸与され1日1回、20分治療を行います。

治療の適応は、以下のとおりです。

1. 超音波骨折治療法
四肢の骨折観血的手術や骨切り術後3週間以内に開始する治療法で、骨癒合短縮目的に適応されます。3か月を限度に治療が可能です。

2. 難治性骨折超音波治療法
四肢の骨折で、受傷後3か月以上経過しても骨癒合が得られない遷延癒合や、偽関節に適応されます。12か月を限度に治療が可能です。また、超音波骨折治療法で3か月間治療しても骨癒合が得られない場合、主治医が治療継続が必要と判断した場合に適応されます。

骨癒合率・期間のいずれも効果が認められている

米国で行われた二重盲検臨床試験では、治

図1 超音波骨折治療器（一例）

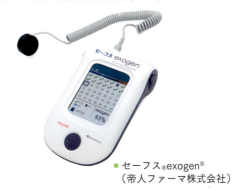

● セーフス®exogen®
（帝人ファーマ株式会社）

療群は約40％骨癒合期間が短縮した[1]と報告されています。橈骨遠位端骨折の整復後では、転位が少なく、脛骨骨幹部骨折では遷延治癒となるリスクが6分の1に減少した[2]と報告されています。

さらに、治療コンプライアンスが良好な患者さん（治療実行率≧80％）のほうが、骨癒合率も86％と良好であることもわかっています[3]。

超音波骨折治療器の使用方法を説明する

主治医が照射部位をマーキングし、看護師が治療器の使用方法を説明します（図2）。

図2 超音波骨折治療器の使用方法

①マーキングを行う
- 透視下またはエコー下で超音波が骨折線に直接当たるようにマーキングする
（超音波は直進性で、軟部組織を通過する際にエネルギーが減弱するため）

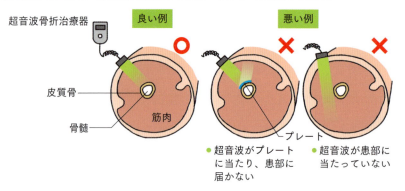

②ベルトを固定する
- マーキングが見えるようにベルト付き固定具を巻く

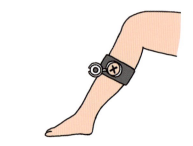

③治療器を装着する
- プローブを入れ、蓋を閉めてスタートする

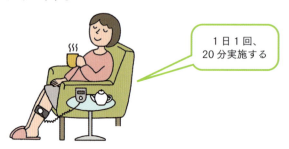

文献
1) Busse JW, Bhandari M, Kulkarni AV, et al. The effect of low-intensity pulsed ultrasound therapy on time to fracture healing：a meta-analysis. *CMAJ* 2002；166（4）：437-441.
2) 帝人ファーマ株式会社：TEIJIN Medical Web. https://medical.teijin-pharma.co.jp/zaitaku/remedy/safhs/021index.html（2019.4.10.アクセス）
3) 松村福広, 荻原秀, 杉本直哉, 他：大腿骨, 脛骨骨折後の遷延癒合・偽関節に対する低出力パルス超音波照射のコンプライアンス. 整・災害 2008；51（2）：211-214.

6

疾患・病態別⑥

骨粗鬆症

ここだけはおさえておきたい

6 骨粗鬆症

小柳典子

病態生理

骨粗鬆症は、骨代謝回転（**骨リモデリング**、図1）のバランスが崩れ、骨吸収が骨形成を上回り、骨量が減少することで発症します。それにより、骨の強さが減少し、骨折の危険性が高まり、骨の変形や疼痛を招く疾患です。

骨の強さは、骨密度と骨質が関係していて、骨密度が減ることだけが原因ではなく、骨質の劣化も関係しています。

骨量のピークは20歳前後で最大値に達し、40歳代まで保ち、その後は**加齢**とともに減少していきます。

図1　骨リモデリングのしくみ

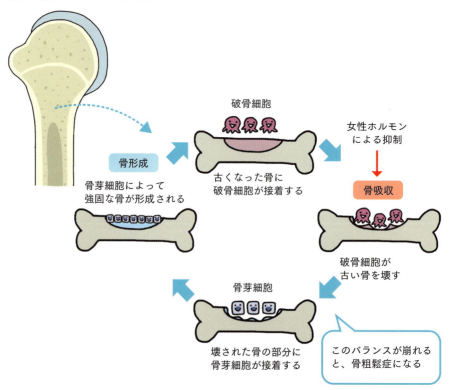

原因・影響を与える因子

女性は、**閉経**にともない女性ホルモンが急激に低下することにより破骨細胞の抑制が弱まり、骨吸収が進むため、骨量は著しく減少します。また、筋肉量の少ないやせ形の人や、遺伝的な影響もあるため、両親どちらかに大腿骨近位部骨折歴がある人は要注意です。

ほかに、嗜好品（喫煙、過度の飲酒）、運動不足、原因となる疾患（糖尿病、関節リウマチなど）でリスクが高まります。

症状

骨粗鬆症の代表的な症状として、腰背部痛の出現、円背（脊柱後弯）の増強、身長の低下が挙げられます（➡ Q86）。

検査・診断

以下のような検査を行います（➡ Q87）。

- **問診**：症状、既往歴、使用薬剤、骨折歴、生活習慣（原発性か続発性かの鑑別診断のため）
- **画像検査**：胸椎、腰椎のX線写真、MRI（背骨の骨折や変形がないか）
- **骨密度測定**：dual-energy X-ray absorptiometry（DXA）法など
- **血液・尿検査**：骨代謝マーカー（骨形成と骨吸収の状態）、肝機能、腎機能、血清Ca値、ALPなど（内科疾患の有無）
- **FRAX®**（WHOの骨折リスクを評価するツール）

診断は、最新版の『骨粗鬆症の予防と治療ガイドライン』[1] の原発性骨粗鬆症の診断手順（➡ Q87）をもとに、脆弱性骨折の有無や骨密度のYAM（young adult mean）値などによって診断されます。

椎体または大腿骨近位部の脆弱性骨折があれば、骨粗鬆症と診断されます。

治療

　骨粗鬆症治療の目的は、主に骨折の予防と骨折による日常生活動作（ADL）や生活の質（QOL）の低下を防ぐことです。

　主に、以下の3つの治療法を組み合わせて行われます。

- **薬物療法**：骨折の有無、骨密度の値、骨代謝マーカー値などを総合的に判断して開始
- **食事療法**：十分なカルシウム摂取、バランスのよい食事
- **運動療法**：適度な運動、転倒防止

　骨粗鬆症性椎体骨折に対しては、急性期は保存療法の適応です。神経障害や疼痛が改善しない場合は、手術療法も考慮します。

看護のポイント

　骨粗鬆症は、誰にでも起こりうる病気です。特に女性は、加齢に加えて閉経による骨量の減少を防ぐことは難しいため、食事、運動、生活環境を見直すことは、予防につながる大切なポイントとなります。

　また、一度骨折を起こすとドミノ倒しのように次々と骨折する危険性が高まり、ADLやQOLが低下し、寝たきりや介護が必要になってしまうこともあります。そのため、最初の骨折を予防することが大切といえます。

　治療してもなかなか目に見える症状の改善がみられないことも特徴の1つなので、アドヒアランスを確立し、根気よく継続した看護をしていくことが重要です。

文献
1) 骨粗鬆症の予防と治療ガイドライン作成委員会編：骨粗鬆症の予防と治療ガイドライン2015年版. ライフサイエンス出版, 東京, 2015：11.
2) 宗圓聰総監修：健康な身体づくりは, いい骨から. 武田薬品工業, 大阪, 2018.
3) 日本骨粗鬆症学会：骨粗鬆症マネージャーレクチャーコース配布資料第3版, 2017.

6 骨粗鬆症

Q85 骨粗鬆症になると、どうなるの？

A 骨密度の減少と骨質の劣化により、主に椎体骨折や骨折による変形を認め、転倒しやすくなります。脆弱性骨折のリスクも高まります。

外来

小林美也子

脆弱性骨折による4大骨折を生じやすい

椎体骨折による影響で腰背部痛や円背が出現します（→Q86）。それにより内臓圧迫が起こり、食欲不振や食道炎が生じやすくなります。また、脊椎の後弯変形によりバランスが悪くなり、転倒しやすくなるといわれています。転倒への不安感から家に引きこもりがちになることも考えられます。

骨粗鬆症の患者さんの多くは、転倒などの軽微な外力を受けるだけで骨折を起こしやすくなります。この病態を**脆弱性骨折**といいます。特に起こりやすい骨折は「4大骨折」といわれ、最も頻度が高いのは椎体骨折、四肢の骨折では**大腿骨近位部骨折**、**橈骨遠位端骨折**（→Q70）、**上腕骨近位部骨折**の順に多く生じます（図1）。

骨折予防の取り組みを指導する

骨折は、ADLやQOLの低下を招きます。さらに、一度骨折を起こすと、連鎖的に骨折を起こすリスクが高まるといわれています（骨折の連鎖）。したがって、初回の骨折を予防することが大切なのです。

女性は、閉経を迎える50歳代ごろより急激に女性ホルモンが低下するため、骨粗鬆症による骨折を起こしやすくなります。骨折の原因となる骨量の低下を食い止めるため、日々の生活習慣や環境の見直し、ロコモティブシンドローム（ロコモ）体操を取り入れるなどの指導が重要となります。

図1　骨粗鬆症で起こる4大骨折

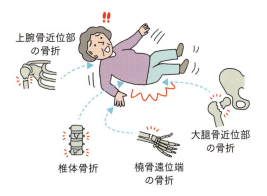

上腕骨近位部の骨折／大腿骨近位部の骨折／椎体骨折／橈骨遠位端の骨折

文献
1) 日本骨粗鬆症学会：骨粗鬆症マネージャーレクチャーコース配布資料第3版, 2017.

6 骨粗鬆症

Q86 "いつのまにか骨折"って、どのように起こるの？

A 咳やくしゃみ、重い荷物を持つなど、日常生活のささいな動作で発症します。疼痛を伴わないこともあり、骨折に気づかないこともあります。

外来
堀之内茜

いつのまにか起こっている無症候性の椎体骨折

1. 病態生理

骨量の減少や骨の微細構造の劣化により、骨強度が低下し、日常生活にともなう軽微な外力によって起こる脊椎椎体骨折です。椎体骨折の3分の2は無症候性で症状がないため、"いつのまにか骨折"ともいわれます。

発症部位は、胸腰椎移行部が最も多いといわれています。

2. 検査・診断

診断にはX線やMRIなどの画像検査が用いられます。X線像で形態変化がない新鮮椎体骨折の診断や、椎体骨折の新旧の判定にはMRI検査が有効です。また、骨密度測定や血液・尿検査で、骨代謝マーカー検査を実施することもあります。

3. 治療

保存療法が第一選択で、コルセットを装着し局所の安静を図り、疼痛時は鎮痛薬を使用します。次の骨折を防ぐために、骨粗鬆症の薬物療法を行います。

症状が続く場合は、手術療法が適応となります。主な症状を図1に示します。

4. 合併症

脊柱後弯や椎体の圧潰が進行すると、以下のような合併症を全身に引き起こします。

- 胸腔容積が減少し、胸郭圧迫により心肺機能が低下
- 腹腔容積が減少し、食道裂孔ヘルニアや逆流性食道炎、便秘、痔核、胃部不快感など消化器症状が出現しやすい
- 脊髄や神経根の圧迫により、膀胱直腸障害や筋力低下、感覚障害など遅発性神経障害が起こる

文献
1) 骨粗鬆症の予防と治療ガイドライン作成委員会編：骨粗鬆症の予防と治療ガイドライン2015年版．ライフサイエンス出版，東京，2015：20-21, 58-59.

図1 いつのまにか骨折の主な症状

脊柱後弯の増強
- 背中や腰が曲がってくる

身長低下（2cm以上）
- 身長が縮んでくる（2cm以上）

腰背部痛
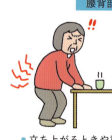
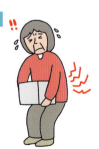
- 立ち上がるときや重いものを持ったときに、腰・背部が痛む

6 骨粗鬆症

Q87 骨粗鬆症の検査や診断はどのように行うの？

A 検査にはX線、MRI、骨密度測定、血液・尿検査などがあり、骨折の有無や骨密度のYAM値をもとに診断されます。

病棟
井澤香織

骨折や変形の有無、骨密度、骨代謝などを評価する

骨粗鬆症の主な検査を表1に示します。

骨密度の評価として、X線を用いるDXA法とmicro densitometry（MD）法、超音波を用いる量的超音波測定法（quantitative ultrasound：QUS）があります。

血液検査では、日内変動の小さい骨形成マーカー（Ⅰ型プロコラーゲン-N-プロペプチド：P1NP）や骨吸収マーカー（酒石酸抵抗性酸ホスファターゼ5b分画：TRACP-5b）で骨代謝を評価します。

続発性・原発性の鑑別診断を行う

骨粗鬆症には続発性・原発性があり、診断には主に①病歴の聴取、②診察、③画像診断、④血液・尿検査、⑤骨量測定・脊椎X線による骨評価などで鑑別診断を行います。さらに、原発性骨粗鬆症の場合は診断手順（図1）[1]を用いて判断します。

椎体骨折・大腿骨近位部骨折を生じている場合は、YAM値に関係なく骨粗鬆症と診断され、それ以外の部位に脆弱性骨折がある場合は、骨密度がYAM値の80％未満で骨粗鬆症と診断されます。脆弱性骨折がない場合は、骨密度がYAM値の70％以下または-2.5SD以下で診断されます。

文献
1) 骨粗鬆症の予防と治療ガイドライン作成委員会編：骨粗鬆症の予防と治療ガイドライン2015年版．ライフサイエンス出版，東京，2015：11-19．

表1 骨粗鬆症で行われる主な検査

X線	胸椎や腰椎をX線撮影し、骨折や変形の有無を評価
MRI	椎体骨折の有無や新旧を判定
骨密度 DXA法	2種類のX線を使用し、骨密度を測定する方法で、基本的に腰椎（L1～L4）、大腿骨近位部の両部位で測定。診断に適した検査法
骨密度 MD法	X線を用いて、第二中手骨とアルミニウム板を同時に撮影し、その濃淡から骨密度を評価
骨密度 QUS法	足踵に超音波を透過させ、骨の状態を推測する評価方法。簡便で検診に用いられる方法だが、診断には適さない
血液検査	骨形成マーカー（P1NP）、骨吸収マーカー（TRACP-5b）で骨代謝を評価

図1 原発性骨粗鬆症の診断手順

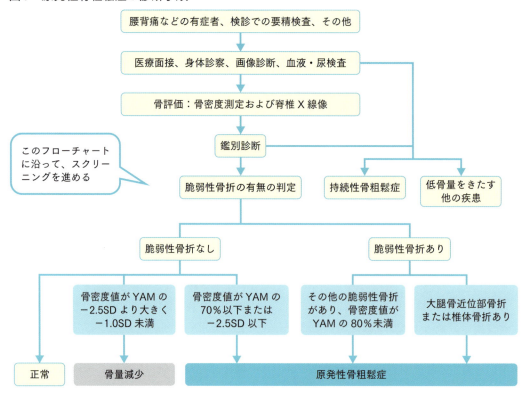

骨粗鬆症の予防と治療ガイドライン作成委員会編：骨粗鬆症の予防と治療ガイドライン2015年版．ライフサイエンス出版，東京，2015：18．
より許諾を得て転載

6 骨粗鬆症

Q88 骨粗鬆症治療薬には、どのような種類があるの？

骨吸収抑制薬、骨形成促進薬、骨吸収抑制と骨形成促進の二相効果がある薬剤、栄養素を補う薬剤があり、年齢や重症度、生活環境に応じて選択されます。

木村陽子

骨が壊されるのを抑える骨吸収抑制薬

1. ビスホスホネート製剤

多くの剤形（錠・ゼリー・注射剤）や投与間隔（毎日、週1回、月1回）により、患者さんに応じた薬剤選択が可能です。

内服薬は、**上部消化管障害**の発生率が高いため、服薬指導（コップ1杯の水で服用し30分は横にならない）が必要です。

イバンドロン酸ナトリウム水和物（イバンドロネート）は4週に1回、アレンドロン酸ナトリウム水和物（アレンドロネート）は月1回の注射薬もあるため、内服薬の服薬が困難な患者さんへの投薬に適しています。

長期投与例に、まれに**顎骨壊死**や**非定型骨折**の発生があるため、顎骨壊死の予防として口腔内の清潔を保つよう指導します。また、歯科受診時には薬剤の使用を申告するよう説明します。

非定型骨折の前駆症状として、大腿部痛、鼠径部痛の出現に注意が必要です。

2. 抗RANKUL抗体薬

6か月に1回投与の皮下投与製剤です。

低カルシウム（Ca）血症が現れることがあるため、Ca値が高値でない限り、Caおよびビタミン D を補充する必要があります。また、顎骨壊死にも注意が必要です。

3. SERM

選択的エストロゲン受容体モジュレーター（selective estrogen receptor modulator：SERM）は、閉経後女性において骨折抑制効果が認められています

発生頻度は少ないですが、**静脈血栓塞栓症（VTE）**の副作用があるため、多めの水分摂取を促したり、下肢の運動をするように指導します。また、長期にわたり体を動かせない患者さんでは休薬する場合もあります。

4. カルシトニン製剤

週に1～2回の筋肉注射で、骨粗鬆症性骨折の発生直後などに最初に選択される薬剤の1つです。

疼痛改善効果があり、治療開始1～4週で効果がみられます。

骨がつくられるのを促す骨形成促進剤

1. 副甲状腺ホルモン（PTH）薬

骨密度低下が著しい例や骨折リスクの高い、重症骨粗鬆症に使用されることが多いです。

骨肉腫、がん転移例には禁忌です。

テリパラチド酢酸塩は、週1回皮下投与で投与期間制限は最大104回、テリパラチド（遺伝子組み換え）は、1日1回自己注射で

投与期間制限は開始〜2年間です。

主な副作用は、**血圧低下、悪心・嘔吐、倦怠感**で、テリパラチド酢酸塩ではより症状が出やすいため、症状緩和対策として多めの水分摂取を促したり、注射後は安静に過ごすように指導します。

カルシウムやビタミンなど、骨に足りない栄養素を補う薬剤

1. カルシウム薬

Caの摂取不足が影響している場合に使用します。

最も頻度の高い副作用は**胃腸障害**で、便秘時は投与量を減らします。

活性型ビタミンD_3製剤との併用で、**高Ca血症**となる場合があります。

2. 活性型ビタミンD_3製剤

Ca吸収促進などによる骨代謝改善効果や、高齢者への補充により、転倒減少の報告があります。

高Ca血症になることがあるため、定期的に血清Ca値のモニタリングが必要となります。

3. ビタミンK_2製剤

骨量や疼痛の改善に使用します。ワルファリンカリウム投与例には禁忌です。

骨をつくりながら壊れるのを防ぐ薬剤（二相効果）

1. 抗スクレロスチンモノクローナル抗体製剤

骨吸収抑制と骨形成促進の二相効果を有する新しい薬剤です。1か月に1回、12か月投与したら他の薬剤に変更し、治療を継続することになります。

服薬支援のポイント

骨粗鬆症治療薬には注射・内服などの投与方法があり、投与期間もさまざまです（表1）。患者さんの自己判断による服用の中断や減量を回避し、正しく治療が継続できるよう、患者さんへは十分な服薬指導を行います。

また、副作用症状の出現を早期発見するために、観察や訴えに注意していきましょう。

文献
1) 骨粗鬆症の予防と治療ガイドライン作成委員会編：骨粗鬆症の予防と治療ガイドライン2015年版. ライフサイエンス出版, 東京, 2015：40-50, 84-120.
2) アルフレッサ編：SAFE-DI薬効シリーズ. https://www.safe-di.jp/（2019.4.10. アクセス）
3) 浦部晶夫, 島田和幸, 川合眞一編：今日の治療薬2019. 南江堂, 東京, 2019：469-478.

表1　骨粗鬆症治療薬の主な種類と看護のポイント

薬剤		投与方法	看護の主なポイント
骨が壊されるのを抑える骨吸収抑制薬			
ビスホスホネート製剤	イバンドロン酸ナトリウム水和物	1回/4週　静注、内服	口腔内の清潔保持、歯科治療の際は併用薬を伝えるよう指導
	アレンドロン酸ナトリウム水和物	1回/月　点滴静注、内服	
	リセドロン酸ナトリウム	内服	
	ミノドロン酸水和物	内服	コップ1杯の水で服用し、30分は横にならないなど指導 股関節周囲の痛みの出現に注意
	エチドロン酸ニナトリウム	内服	
	ゾレドロン酸水和物	1回/年　点滴静注	必ず15分以上かけて点滴静注、注射前後に十分な水分摂取
抗RANKUL抗体薬	デノスマブ	1回/6か月　皮下注	口腔内の清潔を保つ、歯科治療の際は併用薬を伝えるよう指導
SERM	バゼドキシフェン酢酸塩	内服	水分を多めに摂取、下肢の運動を促す
	ラロキシフェン塩酸塩	内服	
カルシトニン薬	エルカトニン、サケカルシトニン	1～2回/週　筋注	―
骨がつくられるのを促す骨形成促進薬			
副甲状腺ホルモン薬	テリパラチド酢酸塩	1回/週（104回）皮下注	使用期間に注意 骨肉腫、がん転移例は禁忌
	テリパラチド（遺伝子組換え）	1回/週（2年間）自己注射	
骨に足りない栄養素を補う薬剤			
カルシウム薬		内服	―
活性型ビタミンD₃製剤 エルデカルシトール、アルファカルシドール		内服	―
ビタミンK₂製剤 メナテトレノン		内服	ワルファリンカリウム投与例は禁忌
骨をつくりながら壊れるのを防ぐ薬剤			
抗スクレロスチンモノクローナル抗体製剤		1回/月（12か月）皮下注	12か月間投与する

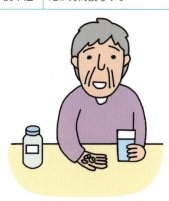

6 骨粗鬆症

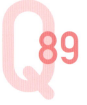

Q89 骨粗鬆症の薬物治療を始めるタイミングや、使い分けの基準はあるの?

A 薬物治療の開始基準を参考に、患者さんの年齢や脆弱性骨折の有無、既往など考慮し、適した薬剤が選択されます。

諸岡有希子

大腿骨近位部・椎体骨折があれば、薬物治療を開始する

2015年の『骨粗鬆症の予防と治療ガイドライン』[1]で、原発性骨粗鬆症の薬物治療開始基準が定められており、大腿骨近位部骨折もしくは椎体骨折がある場合は薬物治療開始と判断されます。

大腿骨近位部・椎体骨折以外の脆弱性骨折がある場合は、骨密度検査のYAM値が80%未満で治療開始適応、脆弱性骨折がない場合は、YAM値・FRAX®の骨折発生率・大腿骨近位部骨折の家族歴の有無が治療開始の判断基準となります(図1)。

検査や年齢、骨折歴などから患者ごとに薬剤を選択

骨粗鬆症治療薬は、骨密度検査や骨代謝マーカー値、年齢、既存骨折や骨折歴の有無、併存疾患も考慮して選択されます(→Q88)。長期にわたる治療となるため、治療開始時は患者さんの治療に対する理解力、家族背景、通院状況、自己注射の場合は手技が可能かどうかなども確認する必要があります。

比較的若年層で既存骨折がない場合は、SERMや活性型ビタミンD_3製剤、高齢者や既存骨折がある場合はビスホスホネート製剤での治療開始が推奨されています。ビスホスホネート製剤と活性型ビタミンD_3製剤を併用することで効果が高まるため、同時に処方されることが多くあります。

脊椎圧迫骨折や大腿骨近位部骨折を生じている患者さん、多数の既存骨折がある患者さん、またYAM値が60%を下回るような重症骨粗鬆症の患者さんには、テリパラチド酢酸塩や抗RANKL抗体薬が第一選択とされることがあります。

治療中は、副作用の出現に注意し、定期的に受診して骨密度検査を受け、採血で骨代謝マーカー、血中Ca値の変動もチェックする必要があります。

文献
1) 骨粗鬆症の予防と治療ガイドライン作成委員会編:骨粗鬆症の予防と治療ガイドライン2015年版.ライフサイエンス出版,東京,2015:62-65.
2) 萩野浩:治療薬の使い分け.萩野浩編,骨粗鬆症治療薬の選択と使用法—骨折の連鎖を防ぐために,南江堂,東京,2014:76-78.

図1 原発性骨粗鬆症の薬物治療開始基準

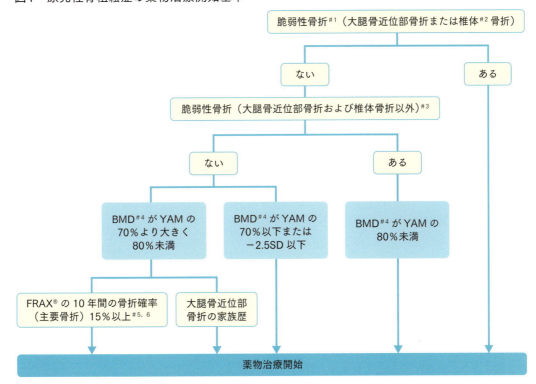

#1：軽微な外力によって発生した非外傷性骨折。軽微な外力とは、立った姿勢からの転倒か、それ以下の外力をさす。
#2：形態椎体骨折のうち、3分の2は無症候性であることに留意するとともに、鑑別診断の観点からも脊椎X線像を確認することが望ましい。
#3：その他の脆弱性骨折：軽微な外力によって発生した非外傷性骨折で、骨折部位は肋骨、骨盤（恥骨、坐骨、仙骨を含む）、上腕骨近位部、橈骨遠位端、下腿骨。
#4：骨密度は原則として腰椎または大腿骨近位部骨密度とする。また、複数部位で測定した場合にはより低い％値またはSD値を採用することとする。腰椎においてはL1〜L4またはL2〜L4を基準値とする。ただし、高齢者において、脊椎変形などのために腰椎骨密度の測定が困難な場合には大腿骨近位部骨密度とする。大腿骨近位部骨密度には頸部またはtotal hip（total proximal femur）を用いる。これらの測定が困難な場合は橈骨、第二中手骨の骨密度とするが、この場合は％のみ使用する。
#5：75歳未満で適用する。また、50歳代を中心とする世代においては、より低いカットオフ値を用いた場合でも、現行の診断基準に基づいて薬物治療が推奨される集団を部分的にしかカバーしないなどの限界も明らかになっている。
#6：この薬物治療開始基準は原発性骨粗鬆症に関するものであるため、FRAX®の項目のうち糖質コルチコイド、関節リウマチ、続発性骨粗鬆症にあてはまる者には適用されない。すなわち、これらの項目がすべて「なし」である症例に限って適用される。

骨粗鬆症の予防と治療ガイドライン作成委員会編：骨粗鬆症の予防と治療ガイドライン2015年版．ライフサイエンス出版，東京，2015：63．より許諾を得て転載

6 骨粗鬆症

Q90 骨粗鬆症治療薬のなかで、術前から中止しなければいけない薬剤はあるの？

A 女性ホルモン薬（エストロゲン製剤）およびSERMは、術前から中止が必要になる場合があります。

外来
今川圭子

VTE発症リスクがある薬剤は手術3日前から投与中止

女性ホルモン薬を経口投与すると、消化管から吸収され、肝内に取り込まれます。肝内エストロゲンは、肝細胞を刺激して血液凝固系を活性化するため、静脈血栓塞栓症（VTE）発症のリスクとなります[1]。

またSERMにおいても、凝固系に対する作用としては、エストロゲンと同様となるため、VTE発症のリスクがあります。

中止期間は、長期不動状態（術後回復期、長期安静期など）に入る3日前には投与を中止し、完全に歩行可能になるまで投与を再開しないこと[2]と定められていますが、エストロゲン治療によるVTE発症の危険因子の強度としては、3段階に分類されているなかで「弱い」に相当するとされており、手術（術式）・年齢・既往・長期安静臥床の必要性の有無など、総合的にみて判断されます（表1）[3]。

文献
1) 若槻明彦：女性ホルモン製剤が易血栓症をきたす機序．日本医事新報 2014；4712：62-63．
2) エビスタ®添付文書．日本イーライリリー，神戸，2018．
3) 日本循環器学会，日本医学放射線学会，日本胸部外科学会，他：肺血栓塞栓症および深部静脈血栓症の診断，治療，予防に関するガイドライン2017年改訂版．2018：70．

表1 VTEの付加的な危険因子の強度

危険因子の強度	危険因子
弱い	肥満、エストロゲン治療、下肢静脈瘤
中等度	高齢、長期臥床、うっ血性心不全、呼吸不全、悪性疾患、中心静脈カテーテル留置、がん化学療法、重症感染症
強い	VTEの既往、血栓性素因、下肢麻痺、ギプスによる下肢固定

血栓性素因：アンチトロンビン欠乏症、プロテインC欠乏症、プロテインS欠乏症、抗リン脂質抗体症候群など
日本循環器学会、他：肺血栓塞栓症および深部静脈血栓症の診断、治療、予防に関するガイドライン2017年改訂版．2018：70．http://j-circ.or.jp/guideline/pdf/JCS2017_ito_h.pdf（2019.4.10．アクセス）より許諾を得て転載

6 骨粗鬆症

Q91 骨粗鬆症の治療をすれば骨密度は増えるの？

A 薬物療法は骨代謝を改善するため、骨密度の増加につながります。

病棟
宇田川梨江

骨密度を増やすには食生活と運動習慣も重要

骨粗鬆症治療は、食事・運動・薬剤のすべてが大切であり、生涯にわたる治療が必要です。

『骨粗鬆症の予防と治療ガイドライン2015年版』[1]には、「薬物療法はあくまでも骨強度の低下により骨折リスクが増大している症例に対し、そのリスクを3～5割程度低下させるに過ぎない」と明記されています。薬剤だけ飲んで骨密度の数値に一喜一憂するのではなく、総合的に治療を行っていくことが大切です。

骨密度は幼少期から増え続け、およそ20歳で最大値に達します。そのため、思春期にカルシウム摂取を含めた食生活と運動習慣によって、できるだけ高い最大骨量を獲得し、骨密度を向上させることが重要になります。

思春期の無理な食事制限による極端なダイエットは、骨の形成に大きな悪影響を及ぼし、将来、骨粗鬆症になるリスクを高めることになります。

また女性は、閉経期に女性ホルモンが経年的に減少し、骨吸収が骨形成を上回ることで骨密度低下が加速するため、早めに骨密度検査を行い、可能な限り骨密度低下を抑制することも重要になります。特に食生活と運動習慣は、予防医学の観点からも骨粗鬆症に限らず、多くの生活習慣予防にとって重要な意義があります。

高齢期は、骨粗鬆症性骨折を予防し、生活機能を維持することが重要であり、骨折しない身体づくりが重要となります。

また薬物療法を継続することで、大腿骨近位部骨折を減少させることができるため、治療が継続できるような看護師のかかわりや、転倒予防のための生活環境の改善も重要です（図1）。

図1 大腿骨近位部骨折の発症割合

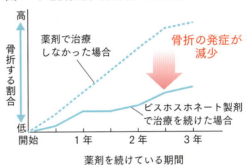

Black DM, Thompson DE, Bauer DC, et al. Fracture risk reduction with alendronate in women with osteoporosis: the Fracture Intervention Trial. FIT Research Group. *J Clin Endocrinol Metab* 2000;85(11):4118-4124.

文献
1) 骨粗鬆症の予防と治療ガイドライン作成委員会編：骨粗鬆症の予防と治療ガイドライン2015年版. ライフサイエンス出版, 東京, 2015：55.
2) 林泰史監修：骨粗鬆症の予防と治療Q＆A. 帝人ファーマ株式会社, 東京, 2015.

本書に登場する主な略語①

略語	フルスペル	和訳
A		
ACL	anterior cruciate ligament	前十字靱帯
ACLR	anterior cruciate ligament reconstruction	前十字靱帯再建術
ACR	American College of Rheumatology	米国リウマチ学会
AKO	around the knee osteotomy	膝周囲骨切り術
ALS	anterolateral supine	前側方進入法（THA）
ARCR	arthroscopic rotator cuff repair	鏡視下腱板修復術
B		
BKP	balloon kyphoplasty	バルーンカイフォプラスティー
C		
CPM	continuous passive motion apparatus	持続的他動運動装置
CRT	capillary refilling time	末梢血管再充填時間
csDMARD	conventional synthetic disease-modifying antirheumatic drugs	従来型合成抗リウマチ薬
CWHTO	closed wedge HTO	閉鎖式高位脛骨骨切り術
D		
DAA	direct anterior approach	前方進入法（THA）
DFO	distal femoral osteotomy	大腿骨遠位骨切り術
DLA	direct lateral approach	側方（外側）進入法（THA）
DVT	deep vein thrombosis	深部静脈血栓症
E		
EULAR	European League Against Rheumatism	欧州リウマチ学会
F		
FBSS	failed back surgery syndrome	脊椎手術後疼痛症候群
FWB	full-weight-bearing	全荷重
H		
HCO	hemicallotasis	片側仮骨延長法
HTO	high tibial osteotomy	高位脛骨骨切り術
I		
IPC	intermittent pneumatic compression	間欠的空気圧迫法
L		
LCL	lateral collateral ligament	外側側副靱帯
LIF	lumbar interbody fusion	腰椎椎体間固定術
LLIF	lateral lumbar interbody fusion	側方進入椎体間固定術
M		
MCL	medial collateral ligament	内側側副靱帯
N		
NPWT	negative pressure wound therapy	局所陰圧閉鎖療法
NRS	numerical rating scale	数字評定尺度
NSAIDs	non-steroidal anti-inflammatory drugs	非ステロイド抗炎症薬
NWB	non-weight-bearing	完全免荷

7

疾患・病態別⑦

関節リウマチ

ここだけはおさえておきたい

7 関節リウマチ

髙橋敦子

病態生理

　関節リウマチ（rheumatoid arthritis：RA）は、多発性の関節炎を主症状とする全身疾患で[1]、自己免疫疾患の1つとされています。RAは関節に生じる滑膜炎と、それに伴う軟骨破壊および骨破壊を特徴とします。

　全国のRA患者は約70〜80万人と推定されていて、20〜50歳代に好発しますが、高齢でも発症します。女性の罹患率は男性の約3〜4倍です。

原因・影響を与える因子

　炎症性サイトカインの過剰な分泌や、遺伝・環境などが関与していると考えられています。

症状

　朝のこわばり、疼痛（自発痛、圧痛、運動時痛）、発赤、熱感、腫脹、動揺性、変形、可動域制限などがあります。

　これらは手足の関節で起こることが多く、左右の関節で同時に症状が生じやすく、また関節を動かさなくても痛みが生じるのが、他の関節の病気と異なる点です。痛みは天候の影響を受けることもあります。

　全身症状（全身倦怠感、微熱、体重減少、貧血など）、骨粗鬆症、腱鞘滑膜炎、うつなどもあります。

検査・診断

　診断、治療効果、副作用、合併症の有無の確認などにおいて、定期的な検査がとても重要です。主な検査は、画像検査（単純X線像、CT、MRI、超音波検査など）や血液検査（表1）などがあります。

　治療開始を早めるため、早期の適切な診断は重要です。2010年、米国リウマチ学会（American College of Rheumatology：ACR）、欧州リウマチ学会（European League Against Rheumatism：EULAR）合同による新分類基準（図1）が作成され、世界標準として用いられています。また、1987年ACR分類基準（図2）は、発症後6か月以上経過した「確立されたリウマチ」の診断などに用います。

表1　関節リウマチの主な血液検査

項目	観察病態・特徴
CRP 赤血球沈降速度（ESR）	炎症の強さ
RF（リウマトイド因子）	70～90％で陽性　＊健常ヒト血清でも1～5％で陽性 疾患活動性の指標として、臨床上重要な意義をもつと考えられる
抗CCP抗体 （抗シトルリン化ペプチド）	RAに対する高い特異性と感度を有することや、RA発症早期から陽性となるため、RAの早期診断に有用である
MMP-3	滑膜の増殖に伴い、滑膜表層細胞で発現・生産される酵素 早期RAにおける滑膜増殖と関節破壊の予後予測のマーカーとして有用
KL-6	間質性肺炎で高値
β-Dグルカン	深在性真菌症などで高値を示す

図1　ACR/EULARによる関節リウマチ新分類基準（2010）

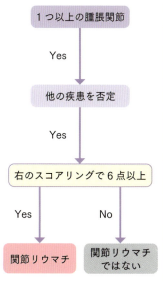

	スコアリング	点
腫脹または圧痛のある関節数	大関節の1か所	0
	大関節の2～10か所	1
	小関節*の1～3か所	2
	小関節の4～10か所	3
	最低1つの小関節を含む11か所以上	5
血清反応	リウマトイド因子、抗シトルリン化ペプチド（CCP）抗体の両方が陰性	0
	リウマトイド因子、抗CCP抗体のいずれかが低値陽性（正常値上限3倍以内）	2
	リウマトイド因子、抗CCP抗体のいずれかが高値陽性（正常値上限3倍超）	3
炎症反応	CRP、赤血球沈降速度（ESR）の両方が正常	0
	CRPもしくはESRのいずれかが異常高値	1
罹患期間	6週間未満	0
	6週間以上	1

● 新分類基準では、骨びらんが生じる前の早期の患者でも、腫脹や圧痛関節の観察や血液検査の結果などから関節リウマチと診断できる

＊小関節：中手指節間関節（MCP）、近位指節間関節（PIP）、第1指節間関節（IP）、2～5中足趾節間関節部（MTP）、手首

Aletaha D, Neogi T, Silman AJ, et al. 2010 rheumatoid arthritis classification criteria：an American College of Rheumatology/European League Against Rheumatism collaborative initiative. *Ann Rheum Dis* 2010；69（9）：1580-1588.

図2　ACR関節リウマチ分類基準（1987）

- 以下の7項目中、4項目以上でリウマチと診断

❶朝のこわばり
❷3領域以上の関節炎
❸手の関節炎
❹対称性関節炎
❺皮下結節
❻リウマトイド因子
❼X線画像上の変化

＊関節炎は腫脹・液貯留が必須
❶～❹は6週間以上持続が必須

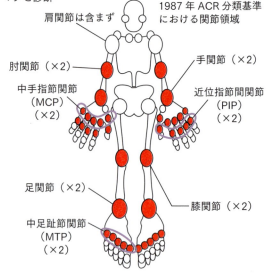

治療

　主な治療法は、薬物療法、手術、リハビリなどです。RA治療の目標は、疾患活動性を抑制、関節破壊を阻止して寛解をめざすことです。

　現在「目標達成に向けた治療」（treat to target：T2T）が提唱され、早期の積極的な薬物療法を行うことが推奨されています。

看護のポイント

　RAの発症から治療を続ける過程では、患者さんへさまざまな身体的・心理的影響が及びます。治療にともなう疼痛、活動の制限（家事、出産、育児、転職や離職も含めた仕事など）、治療（薬剤の選択、治療費、通院など）の負担などもあります。それらに対するストレスや不安などの心理的要因が原因で、不眠や気分の落ち込み、抑うつ症状などを引き起こすことがありますが、患者さん自身が気づかずに心身ともに症状を悪化している場合も考えられるでしょう。

　看護師は常に患者さんの状態を理解し、抱えている問題を見きわめ、身体・精神・社会面での継続的なケアを行う必要があります。そのなかで、治療の必要性を伝え、家族や多職種と連携しながら治療環境を整え、主体的に症状や生活を自己管理できるように支援することが大切です。

文献
1）久保俊一：第17章 関節リウマチ．中村利孝，松野丈夫監修，標準整形外科学 第13版，医学書院，東京，2017：241-259.
2）山本一彦：関節リウマチ 診断と治療のABC．最新医学社，大阪，2017：46-127.
3）石川肇：関節リウマチ．整形外科看護 2018；23（11）：70-76.

7 関節リウマチ

Q92 関節リウマチは、なぜ関節が腫れるの?

A 主に炎症性の滑膜、関節包の肥厚および関節液の貯留によるためです。

外来
髙橋敦子

炎症によって、滑膜炎が起こる

関節リウマチ（RA）の炎症が進行すると、滑膜組織からTNFα、インターロイキン1（IL-1）、インターロイキン6（IL-6）などの炎症性サイトカイン（炎症を起こす物質）や、中性プロテアーゼなどの酵素、活性酸素、一酸化窒素など、炎症を悪化させる物質が次々と生み出されるようになり、滑膜炎および軟骨破壊を進展させます。

滑膜炎の初期では、滑膜細胞は増殖、肥厚し、関節水腫が生じます。手指のPIP関節では、特徴的な紡錘状の腫脹をきたします（図1）。増殖した滑膜は、慢性炎症性の肉芽組織であるパンヌスとなり、軟骨を覆うように浸潤し、骨組織を破壊していきます。進行すると、同じく滑膜組織が存在する滑液包や腱鞘にも炎症は波及し、腱の弛緩や断裂が起こることがあります。

パンヌスや炎症性サイトカインは、滑膜のRANKL（破骨細胞の形成にかかわる物質）の発現を誘導し、破骨細胞の骨吸収を促進する作用もあります。また、炎症性サイトカインには骨芽細胞による骨形成を抑制する作用があり、破骨細胞による骨破壊が進行します。

文献
1) 竹下歩，西田圭一郎：第2章 滑膜病変と関節破壊の病理．関節リウマチ 診断と治療のABC．最新医学社，大阪，2017：46-52.
2) 久保俊一：第17章 関節リウマチ．中村利孝，松野丈夫監修，標準整形外科学 第13版，医学書院，東京，2017：241-259.
3) あゆみ製薬：リウマチ情報ポータル．https://www.ayumi-pharma.com/ja/healthcare/rheumatism/index.html（2019.4.10. アクセス）

図1 紡錘状腫脹

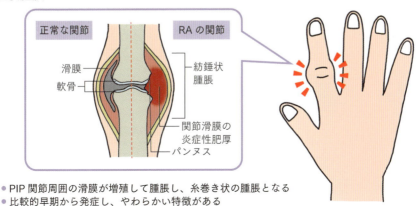

- PIP関節周囲の滑膜が増殖して腫脹し、糸巻き状の腫脹となる
- 比較的早期から発症し、やわらかい特徴がある

7 関節リウマチ

Q93 関節の変形が進むと手術することもあるの?

A 強い変形、保存療法を行っても改善しない関節痛、機能障害などに対しては、手術療法が適応される場合があります。

髙橋敦子

薬物療法が進歩し、QOL向上目的の手術が増えてきた

関節リウマチ（RA）の手術療法には、滑膜炎が残存する関節に対して行われる**滑膜切除術**、破壊と変形が強い関節を人工関節に置き換える**人工関節置換術**や**関節固定術**、脊髄麻痺の危険性を伴う場合などに行われる**脊椎手術**などがあります。

関節の変形が進み、ほかの治療法では疼痛緩和や機能障害の改善などが難しい場合に、手術を行うことがあります。

近年、RAの薬物療法の効果で、関節破壊の抑制や疼痛の緩和が得られ、手術件数は減少傾向にあります。しかし一方で、QOLの向上を目的に行う手術も増えています。

例えば、手指の変形は人目に付きやすい、足の変形が気になる、靴が履きづらいなどの理由から、変形を整えるための**腱・靱帯再建術**や**人工指関節置換術**などを希望する患者さんが多くなりました。

手術を行う時期は、緊急の場合を除き、選べることが多いです。

主治医は、術後感染、創傷治癒遅延、深部静脈血栓症（DVT）などの合併症や内服薬、生物学的製剤の休薬と使用継続・再開の予定、または入院や安静期間、復職の時期などの説明を十分に行い、患者さんはよく理解したうえで手術を計画・決定する必要があります。

看護師は患者さんの不安軽減に努め、周術期看護のなかで合併症対策や薬物管理、生活上のアドバイスなどを行います。

文献
1) 久保俊一：第17章 関節リウマチ．中村利孝，松野丈夫監修，標準整形外科学 第13版，医学書院，東京，2017：241-259．
2) 伊藤宣：第4章 外科的治療と周術期のケア．関節リウマチ 診断と治療のABC，最新医学社，大阪，2017：169-174．
3) 石川肇：関節リウマチ．整形外科看護 2018；23(11)：70-76．

7 関節リウマチ

Q94 経口抗リウマチ薬には、どのようなものがあるの？

A 従来型合成抗リウマチ薬（csDMARD）と分子標的型合成抗リウマチ薬（tsDMARD）があり、代表薬は、メトトレキサートとトファシチニブです。

髙橋敦子

リウマチ治療の中心的薬剤は、メトトレキサート

現在の関節リウマチ（RA）治療の第一選択薬は、従来型合成抗リウマチ薬（conventional synthetic disease-modifying antirheumatic drugs：csDMARD）で、特にメトトレキサートは治療の中心的薬剤（アンカードラッグ）とされています。

投与前には、肝炎ウイルスをはじめとする感染症や腎機能、肺障害の有無、結核、間質性肺炎、妊娠の有無などのチェックを行い、安全性が確認された後に投与となります。

メトトレキサートの投与方法は、4〜16mg/週を週に1・2日間服用（5〜6日/週の休薬が必要）の間欠投与のため、連日・過剰内服には十分注意する必要があります。

主な副作用は、免疫抑制による易感染症、肝機能障害、口内炎や胃腸障害などです。

生物学的製剤の不応例に使用されるトファシチニブ

分子標的合成リウマチ薬（targeted synthetic disease-modifying antirheumatic drugs：tsDMARD）であるトファシチニブクエン酸塩（ゼルヤンツ®）は、ヤヌスキナーゼ（janus kinase：JAK）という酵素を阻害

表1　主な経口抗リウマチ薬

免疫調整薬	
● 金チオリンゴ酸ナトリウム	● ブシラミン
● サラゾスルファピリジン	● イグラチモド

免疫抑制薬	
● レフルノミド	● タクロリムス

し、免疫反応にかかわるサイトカインの働きを抑えることで、症状を改善し強力な抗炎症作用を発揮していると考えられています。原則、生物学的製剤不応例に対する使用が推奨されています。

内服開始前には、現在および過去の感染症（結核など）の有無や内臓機能、妊娠の有無・希望などについて診察・問診や検査を行います。また相互作用がみられる薬剤や食品があるため、医師との相談が必要となります。

内服中は、特に肺炎や帯状疱疹などの感染症に注意する必要があります。

文献
1) 酒井良忠：薬剤の必須知識．整形外科看護 2013；18（2）：28-30．
2) 石川肇：関節リウマチ．整形外科看護 2018；23（11）：70-76．
3) 小嶋俊久：第4章 経口リウマチ薬－従来型合成抗リウマチ薬と分子標的型合成抗リウマチ薬．関節リウマチ 診断と治療のABC，最新医学社，大阪，2017：146-152．

7 関節リウマチ

Q95 関節リウマチ患者さんへの自己注射指導のポイントは？

A 自己注射の指導は画一ではいけません。患者さんそれぞれが抱えている不安材料を細かく把握し、対応していくなかで、患者さん自身にあった方法を一緒に考え、導くことが大切です。

外来
髙橋敦子

　自己注射の技術指導を行う際は、患者さん用のDVD、ガイドブックやリーフレットを活用し、注射の実際がイメージしやすいように工夫します。

　トレーニングを行う際は、手指、手関節の巧緻性の低下や変形、また視力障害などが手技に影響を及ぼしていないかよく観察し、握りづらい、内筒を押せない、物品が見えづらいなどの場合は、専用補助具やペン型注射器などに変更し、用具の工夫が必要になることもあります（図1）。

　自宅での対応方法（感染症や副作用出現時、医療機関への連絡先、注射を打ち忘れたとき・注射を延期したほうがよいときなど）を説明します。具体的に対処法を記載したパンフレットなどを渡すと、安心してもらえるでしょう。

　理解が難しい患者さんに対しては、家族などの支援者の協力を得る必要があるため、ご本人と一緒に指導を行います。支援者の負担も低減できるように、注射を行う曜日や時間帯などを一緒に検討します。

　患者さんはさまざまな不安や問題を抱えているため、自己注射へ移行する前から看護師が介入し、準備を進めることが望ましいです。

　自己注射が始まった後も、孤独感・不安や疲弊感の蓄積、手技や管理方法の間違いなどの問題が生じることがあるため、継続的な支援を考えましょう。

文献
1) 元木絵美：生物学的製剤の自己注射を行う患者の看護．整形外科看護 2013；18（10）：50-57．
2) 中谷翔平，小林大輔：関節リウマチの患者．整形外科看護 2016；21（10）：57-61．
3) 堀之内若名，正木治恵：関節リウマチ患者に求められる看護　国内文献の検討を通して．千葉看会誌 2016；21（2）：55-62．

図1　自己注射をサポートする工夫（一例）

補助具の使用

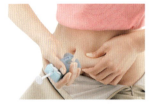

● 注射器を補助具にセットし、補助具を腹部にまっすぐ当て注射する
（写真提供：ファイザー株式会社）

注射器の変更（ペン型注射器）

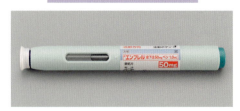

● ペン型の注射器に変更する

8

周術期

薬　剤 186

深部静脈血栓症（DVT） 190

麻酔看護 197

感染予防 204

ここだけはおさえておきたい

8 周術期の看護

笹森正子

整形外科で行う手術の特徴

整形外科手術には、骨折など外傷に対する手術、脊椎手術、関節機能障害に対する機能再建手術、手部の手術、先天性の障害や成長期特有の疾患に対する手術、四肢や体幹の骨・軟部腫瘍に対する手術があり、体幹や四肢のあらゆる部位を扱います[1]。

また、術式や手術部位によって手術中の体位や後療法が違うことが特徴です。

術前の看護

病歴聴取では、病状経過と既往歴を聴取します。特に高血圧、糖尿病、喘息、アレルギーなどは麻酔や手術に影響を及ぼす可能性があるため、正しい情報を収集することに努めます。

薬剤師による術前訪問もあり、情報共有することで安全に手術が受けられるように援助します。抗血栓・抗凝固薬と低用量ピルは、術前に休薬が必要なこともあります。抗凝固薬を休薬した場合はヘパリン療法、ステロイドを休薬した場合はステロイドカバー（➡ Q99 ）を行うこともあります。

手術当日は、降圧薬や循環器疾患薬など医師から指示のあった薬剤のみ服用します。血糖降下薬は必ず休薬します（➡ Q99 ）。

整形外科手術では、術後に装具を使用する場合も少なくありません。術後に装具を使用する患者さんは、術前に装具装着の指導を行います。

術中の看護

麻酔科医と手術室看護師による術前訪問を行い、患者さんの不安の軽減に努めます。当院では、ほぼ全例で全身麻酔下による手術を行っています（➡ Q104 ）。また、手術部位によっては、神経ブロックや持続皮下注射を用いた鎮痛法を施行しています。

術中は多くの薬剤を使用するため、麻酔薬の副作用の出現はないか、薬剤アレルギーの発現はないか、注意深く観察します（➡ Q107 ）。手術が円滑に進むよう

に努め、術式にあった体位の保持を適切に行い、同一部位の圧迫回避や保温に努めています。

高齢者や貧血、臓器機能障害のある患者さんは、予備能の低下から手術侵襲が大きいことも理解しておきます。

術後の看護

術後は、手術室看護師からの申し送りと麻酔チャートから、術中の患者さんの状態を把握します。バイタルサインの変動に注意して、異常の早期発見に努めます。

特に、静脈血栓塞栓症（VTE）は生命にかかわる重要な術後合併症であるため、観察が大切です（➡Q101）。手術終了時から積極的に足関節の**底背屈自動運動**（➡Q103）を促しています。

また、神経麻痺も不可逆性とならないように早期発見が重要です。疼痛自制不可時には、鎮痛薬を使用します。主に非ステロイド抗炎症薬（NSAIDs）を使用しますが、副作用である消化管症状の出現や腎機能障害には注意を払います（➡Q97）。

感染予防の対策

整形外科領域に関する**手術部位感染**（surgical site infection：**SSI**）の発生率は、論文によってさまざまです。当院における2017年のSSI発生率は0.3％でした。

当院では、感染対策室との連携を密にして、感染予防対策を行っています。手術前日はシャワー浴を行ってもらいます（➡Q108）。剃毛は基本的には行っていませんが、医師の指示がある場合は、手術当日にクリッパーを用いた除毛を行っています（➡Q111）。

術中〜術後は、抗菌薬の点滴投与を行います。糖尿病患者さんは、感染リスクが高いことが知られています。適宜血糖値を測定して、スライディングスケールを用いて血糖コントロールを図ります。

創部は、感染徴候の早期発見に努めます。感染徴候を認めた場合は、医師に報告し適切な処置を行うとともに、感染対策室と連携を図り情報共有します（➡Q110）。

文献
1) 飯田寛和監修：ざっくりわかる整形外科の手術．整形外科看護 2016；21（秋季増刊）：8-20.
2) 有田英子監修：ナースになじみの3つの「くすり」使いこなしガイド．エキスパートナース 2014；30（6月臨時増刊）：36-47, 58-85.
3) 木山秀哉：周術期管理チーム看護師の術後活動．臨床麻酔 2018；42（9）：1236-1241.

8 周術期① 薬剤

Q96 既往に喘息のある患者さんの鎮痛薬使用はどうしているの？

A 既往に喘息のある患者さんは、NSAIDs使用時にアスピリン喘息のリスクがあります。そのため、入院時に鎮痛薬の使用歴を確認して、適切な薬剤へ変更します。

病棟
倉本佳世

NSAIDsによって強い気道症状が現れる

アスピリン喘息とは、アスピリンに対するアレルギーではなく、プロスタグランジン合成酵素であるシクロオキシゲナーゼ（COX）阻害作用で起こる喘息様症状です。COX1とCOX2があり、特にCOX1阻害作用をもつアスピリンなどの非ステロイド抗炎症薬（NSAIDs）により、強い気道症状（鼻閉、鼻汁、喘息発作）が出現します。

小児ではまれですが、成人喘息患者の5〜10％に発症します。内服してから1時間以内に過敏症状が出現しますが、腸溶錠、貼付剤では発現が遅いといわれています[1]。

アセトアミノフェンの点滴は減量して投与する

アスピリン喘息の患者さんに対しては、COX2選択性の高い薬剤（エトドラク、メロキシカム、セレコキシブ）やアセトアミノフェン、COX1阻害作用の弱いサリチル酸などを選択しています。しかし1回量が1,000mgのアセトアミノフェンでは、20％の患者さんで過敏反応があると報告されているため、アセトアミノフェンは1回量650mgまでといわれています[2]。

内服での大量投与はほとんどないと思いますが、点滴のアセトアミノフェン（アセリオ）は1,000mgバッグなので、投与時に減量する必要があります。もし減量せずに投与した場合は、気道症状に注意が必要です。

また手術中の使用薬剤を把握していないと、術後に同種の薬剤を投与する際に過量投与となる危険があるため、手術記録を確認します。

文献
1) 谷口正実：IV 喘息の亜型・特殊型・依存型4. アスピリン喘息（NSAIDs過敏喘息）. 日内会誌 2013；102（6）：1426.
2) Settipane RA, Schramk PJ, Simon RA, et al. Prevalence of cross-sensitivity with acetaminophen in aspirin-sensitive asthmatic subjects. J Allergy Clin Immunol 1995；96：480.

8 周術期① 薬剤

Q97 鎮痛薬（NSAIDs）の副作用は何があるの？

A 代表的な副作用は、腎機能の低下と胃潰瘍です。

病棟
倉本佳世

腎不全の患者さんには、NSAIDsは使用しない

非ステロイド抗炎症薬（NSAIDs）はシクロオキシゲナーゼ（COX）を阻害することで、腎内プロスタグランジンの産生を減量し、腎血流量を低下させてしまうため、腎機能低下を引き起こしやすいです[1]。ほかにも、尿細管間質性腎炎、微小変化型ネフローゼ、膜性腎症などの副作用もあります。

そのため、明確な基準はありませんが、腎不全の診断のある患者さんへの投与は禁忌となっています。腎不全や腎機能の低下のある患者さんには、アセトアミノフェンなどを使用します。

局所投与（貼付剤）では、腎機能障害のリスクにはならないため、部分的な痛みには対応可能です[1]。

経口以外の投与法でもNSAIDs潰瘍が発症する

NSAIDsによる胃腸障害には、COX1阻害によって引き起こされる粘膜細胞保護効果の減少が深くかかわっています。COX1が阻害されることで、胃の粘膜保護機能が低下し胃潰瘍になります[2]。

胃潰瘍は内服で起こるイメージがあると思いますが、経口投与、経直腸投与のいずれにおいても、胃粘膜プロスタグランジン量は低下すると報告されており[3]、投与経路を変えても意味はありません。長期投与例においても、内服薬と坐剤で胃潰瘍の発生率は15.2％、16.7％と差はなかったため、坐剤使用時も同様に胃腸症状に注意します[3]。

NSAIDsの内服中に胃潰瘍、十二指腸潰瘍になった場合は、NSAIDsを中止することで高確率に治癒するため、すみやかに薬剤を中止します。NSAIDs潰瘍の場合に使用する鎮痛薬には、アセトアミノフェンやCOX1非選択性のセレコキシブなどが挙げられます。

文献
1) 斉藤秀之：薬剤性腎障害の原因となる薬剤と発症メカニズム．薬局2017；68（6）：15．
2) 日本緩和学会緩和医療ガイドライン委員会編：がん疼痛の薬物療法に関するガイドライン2014．金原出版，東京，2014．
3) 日本消化器病学会編：日本消化器病学会消化性潰瘍ガイドライン2015．改訂第2版，南江堂，東京，2015．

8 周術期① 薬剤

Q98 術前から休薬すべき薬剤があるのはなぜ？どのような種類があるの？

A 術後に出血が止まりにくくなったり、血栓形成を助長する作用のある薬剤は、休薬が必要です。抗凝固薬、抗血栓薬、低用量ピルなどがあります。

笹森正子

ワルファリンカリウム・抗血栓薬は術前から休薬が必要

心原性脳塞栓症の予防や人工弁置換術後の血栓予防として、ワルファリンカリウムは最もよく使用されている経口抗凝固薬です。ワルファリンカリウムの血中半減期は通常約40時間で、抗凝固作用は投与後12〜24時間に発現し、48〜72時間持続します。よって、少なくとも術前3日前には休薬が必要です（表1）。当院では5日前から中止しています。

休薬中は、より半減期の短いヘパリンナトリウムの持続点滴を行うことがあります。

抗血栓薬（アスピリン、シロスタゾールなど）は、脳梗塞や冠動脈疾患の既往がある患者さんが服用していることが多く、手術時の出血や血腫を避けるために、術前は中止期間を定めています。

休薬期間は、血小板の寿命期間と血中半減期に関係します。抗血小板作用は不可逆的で、新しい血小板に入れ替わるまで続きます。血小板の寿命は約10日間で、血小板作用の持続時間は通常7日間です。よって、少なくとも術前7日前の休薬が必要となります。

低用量ピルは個人輸入にも注意

術前4週以内・術後2週以内・産後4週以内および長期間の安静状態の患者さんは、「血液凝固能が亢進され、心血管系の副作用の危険性が高くなることがある」とされています。処方元の医療機関に確認することが確実ですが、患者さんが個人輸入している海外医薬品もあるため注意が必要です。

文献
1) 日本循環器学会，日本冠疾患学会，日本胸部外科学会，他編：循環器疾患における抗凝固・抗血栓療法に関するガイドライン（2009年改訂版）．www.j-circ.or.jp/guideline/pdf/JCS2009_hori_h.pdf（2019.4.10．アクセス）
2) 奥貞智，橋田亨：薬学的管理のポイント 術前（外来・入院前）．月刊薬事 2015；57（1）：27-33．

表1 術前から休薬すべき主な薬剤

休薬期間	薬剤	注意したい患者例
術前3日前〜	抗凝固薬（ワルファリンカリウムなど）	心原性脳塞栓症の予防、人工弁置換術後
術前7日前〜	抗血栓薬（アスピリン、シロスタゾールなど）	脳梗塞や冠動脈疾患の既往
術前4週間前〜	低用量ピル	避妊中の女性

8 周術期①薬剤

Q99 手術日に内服すべき薬剤があるのはなぜ？ どのような種類があるの？

A 術中イベントのリスクを軽減するために、高血圧・不整脈・各種疾患の治療薬、利尿薬、パーキンソン病薬、ホルモン製剤（低用量ピルを除く）、H_2ブロッカー、PPI製剤、喘息吸入薬は必ず服用しています。

病棟
笹森正子

ふだん服用している薬剤は術当日でも継続する

手術当日の内服薬の服用に関しては、基準やガイドラインはありません。

術前に服用している薬剤は、手術当日も基本的に継続することが推奨されていますが[1]、当院では主治医・麻酔科医の指示により、高血圧・不整脈・各種疾患の治療薬、利尿薬、パーキンソン病薬、ホルモン製剤、H_2受容体拮抗薬（H_2ブロッカー）、プロトンポンプ阻害薬（PPI）は必ず服用しています。また、喘息の吸入薬も必ず術前に服用しています。

服薬状況を共有し、異常に備えて環境を整える

同じ降圧薬でも作用機序により、反跳性高血圧や頻脈などの心機能悪化を起こすリスクが高いものや、半減期の長い薬剤、全身麻酔薬との相互作用で血圧が下がりすぎる薬剤もありますが、現在のところ、作用機序にかかわらず服用しています。どの薬剤を服用したのかを正確に情報共有することで、異常時にすばやく対処する環境を整えることが大切です。

血糖降下薬は必ず休薬する

ホルモン製剤は基本的に服用しますが、主治医・麻酔科医の指示により**ステロイドカバー**を行うこともあります。ステロイドカバーとは、ステロイドホルモンの急性期補充療法のことです。ステロイドを長期間投与されている患者さんや短期大量投与している患者さん（コルチゾール分泌が抑制されている可能性のある患者さん）に手術侵襲が加わることで、ステロイドホルモンが不足し、急性副腎不全を起こす可能性があります。急性副腎不全の予防のために、ステロイドカバーが必要となります。

手術当日に服用しなくてもよい薬剤もありますが、服用しなければならない薬剤か否か不明な場合は、すべて内服してもよいという指示があります。しかし、血糖降下薬は低血糖状態になるリスクが高いため、必ず休薬します。

文献
1) 血圧学会高血圧治療ガイドライン作成委員会編：高血圧治療ガイドライン2014．ライフサイエンス出版，東京，2014．

8 周術期②深部静脈血栓症（DVT）

Q100 DVT・PTE・VTEの違いって何？

A DVTとPTEは一連の病態であることから、両者をあわせてVTEと呼びます。

病棟
竹内美香

DVTとPTEをまとめて、VTEと総称される

1. 深部静脈血栓症（DVT、図1-①）

筋膜よりも深部を走行する静脈を**深部静脈**と呼び、深部静脈になんらかの原因で血栓を生じた病態をDVTと呼びます。

血栓症の部位によって、**腸骨型・大腿型・下腿型**に分類され、下腿型が多いとされています。

2. 肺血栓塞栓症（PTE、図1-②）

血栓が血流に乗って運ばれ、肺動脈を詰まらせてしまう病態をPTEと呼びます。塞栓源の約90％は、下肢あるいは骨盤内の静脈で形成された血栓であるとされています。

ちなみに、静脈を流れてきた塞栓子（血栓、脂肪、空気、腫瘍など）が肺動脈やその分枝を閉塞することにより生じる肺循環障害を肺塞栓症（PE）といいます。多くは下肢静脈にできた血栓（DVT）が原因となります。

3. 静脈血栓塞栓症（VTE、図1-③）

PTEの原因のほとんどがDVTであることから、両者は連続した病態と考えられ、両者をあわせてVTEといいます。

PTEの原因となるのは血流で運ばれる浮遊血栓

血栓には、**閉塞性血栓**と**浮遊血栓**の2種類があります（表1）。

術後のほとんどは、血栓のまわりに血流がある浮遊血栓です。浮遊血栓が血流に乗って運ばれ、肺動脈を詰まらせることによって、PTEを起こします。

PTEを防ぐには、塞栓源となるDVT予防がカギ

急性広範囲PTEでは、ヒラメ筋静脈がDVTの初発部位として重要であるとされています。下腿静脈で形成された血栓は、多くは線溶作用によって限局性病変のまま消失するか、血管壁に固着されますが、20％程度が血流に乗って中枢側（大腿・腸骨動脈）に移動します。中枢側に移動した血栓は、静脈壁への固着がゆるいため浮遊血栓となり、歩行による下肢の屈曲動作などで血栓が遊離し、塞栓化しやすいとされています。

上記の病態から、PTEの発生を予防するには、塞栓源であるDVTの予防が重要です。

図1 DVT・PTE・VTEの違い

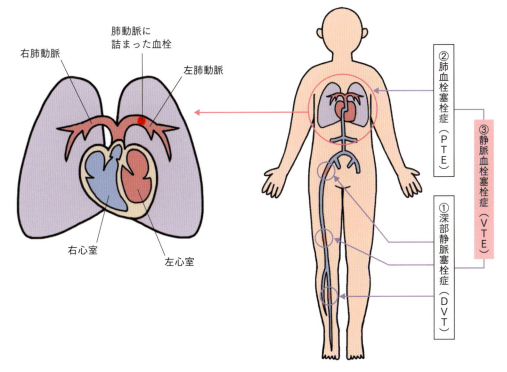

- 深部静脈に血栓を形成した病態を DVT といい、その血栓が肺動脈を閉塞させ PTE を生じると考えられており、DVT と PTE をあわせて VTE と呼ぶ

表1 血栓のタイプ

	血流	遊離	症状
閉塞性血栓	遮断	しない	患肢の疼痛、浮腫、腫脹、表在静脈の怒張、ホーマンズ徴候、ローエンベルク徴候
浮遊血栓	あり	しやすい	無症状

（浮遊血栓）約3分の2がこのタイプ

文献
1) 日本循環器学会，日本医学放射線学会，日本胸部外科学会，他編：肺血栓塞栓症および深部静脈血栓症の診断，治療，予防に関するガイドライン（2017年改訂版）．2018：6.
http://www.j-circ.or.jp/guideline/pdf/JCS2017_ito_h.pdf（2019.4.10．アクセス）
2) 日本整形外科学会診療ガイドライン委員会，日本整形外科学会症候性静脈血栓塞栓症予防ガイドライン策定委員会編：日本整形外科学会症候性静脈血栓塞栓症予防ガイドライン．南江堂，東京，2017：11-12.
3) 呂彩子：深部静脈血栓症（DVT）と肺血栓塞栓症（PTE）の病理学的検討．肺血栓塞栓症フォーラム in 名古屋．
http://www.js-phlebology.org/journal/meeting/lecture.php?mc = 29 & no = 36（2019.4.10．アクセス）

8 周術期② 深部静脈血栓症（DVT）

Q101 整形外科でVTEに注意する理由は？

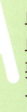

A 血栓形成には、血流のうっ滞・血管内皮障害・血液凝固能の亢進の3大要因（ウィルヒョウの3要素）が存在するとされます。整形外科の手術や治療は、これらに該当するため、血栓ができやすい状態と考えられます。

病棟
竹内美香

整形外科は手術や外傷が多く、血栓ができやすい

整形外科における治療では、血栓形成の3大要因（ウィルヒョウの3要素、図1）とされる以下の病態が存在します。

1. 血流のうっ滞（血液が流れにくくなる）

麻酔による不動や、ギプス固定、下肢麻痺、術後の安静などによる長時間の同一姿勢の継続、術中操作中の脱臼肢位や、手術による駆血帯の使用、脊椎後方固定術などの腹臥位による圧迫などにより、静脈の閉塞や狭小化で血流うっ滞が生じやすくなります。

2. 静脈壁の損傷（血管内皮障害）

術野を確保するための開創器、駆血帯使用によって、静脈の牽引や圧迫が生じることで引き起こされます。

下肢外傷では静脈壁の損傷が生じ、直接的な障害となります。

3. 血液凝固能の亢進（血液が固まりにくくなる）

手術による侵襲により、凝固能が亢進されます。また、整形外科の手術は、高齢者や骨折、外傷をともなう場合も多く、血栓ができ

図1　整形外科で考えられるウィルヒョウの3要素

血流うっ滞
長期臥床、下肢麻痺、肥満、うっ血性心不全、長時間の同じ姿勢の継続、駆血帯、下肢キャスト、脱水

静脈壁の損傷
手術、骨折、重症外傷、静脈カテーテル挿入、膠原病、血管炎、抗リン脂質抗体症候群、ベーチェット病

血液凝固能の亢進
手術、外傷、熱傷、糖尿病、高齢、がん化学療法、脱水、感染、妊娠、心筋梗塞、経口避妊薬、血栓性素因

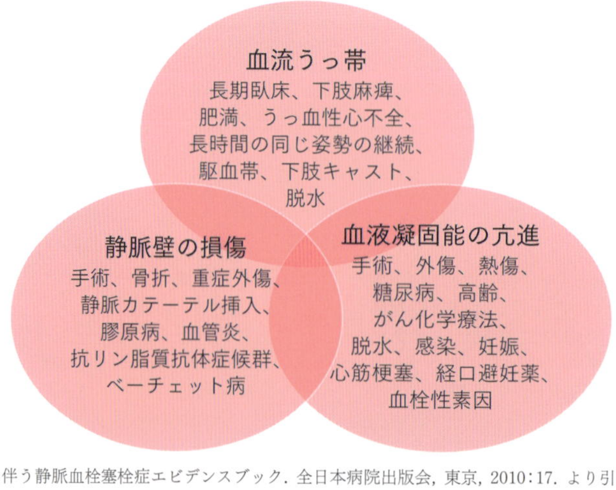

日本骨折治療学会編：骨折に伴う静脈血栓塞栓症エビデンスブック．全日本病院出版会，東京，2010：17．より引用

表1　整形外科手術におけるVTEリスク

リスクレベル	整形外科手術
低リスク	上肢の手術
中リスク	脊椎手術 骨盤・下肢手術（THA・TKA・股関節手術を除く）
高リスク	THA・TKA・股関節手術
最高リスク	高リスクの手術を受ける患者にVTE既往（血栓性因子）が存在する場合

肺血栓塞栓症/深部静脈血栓症（静脈血栓塞栓症）予防ガイドライン作成委員会：肺血栓塞栓症/深部静脈血栓症（静脈血栓塞栓症）予防ガイドライン ダイジェスト版 第2版. メディカル・フロント・インターナショナル，東京，2013：12. https://www.medicalfront.biz/html/06_books/01_guideline/12_page.html（2019.4.10. アクセス）より許諾を得て転載

やすい状態といえます。

THA、TKA、股関節手術は、VTE発生リスクが高い

「肺血栓塞栓症/深部静脈血栓症（静脈血栓塞栓症）予防ガイドライン（第2版）」[1]では、人工股関節全置換術（THA）、人工膝関節全置換術（TKA）、股関節手術は、静脈血栓塞栓症（VTE）発生リスクの高い手術と分類されています（表1）。

それらに外傷、長期臥床、下肢麻痺、下肢ギプス固定、VTEの既往、年齢、肥満、がん、がん化学療法、先天性血栓性素因などの付加的な危険因子が重なり、VTE発生リスクが高くなるため、注意が必要です。

対策を組み合わせてVTEを予防する

VTEの予防には、早期離床や早期歩行、弾性ストッキングの装着、間欠的空気圧迫法、抗凝固療法などがあります。患者さんの状態や術式、VTEリスクの程度に応じて、適切な予防法を組み合わせていくことが大切です。

文献
1) 肺血栓塞栓症/深部静脈血栓症（静脈血栓塞栓症）予防ガイドライン作成委員会：肺血栓塞栓症/深部静脈血栓症（静脈血栓塞栓症）予防ガイドライン ダイジェスト版 第2版．メディカル・フロント・インターナショナル，東京，2013.
2) 日本循環器学会，日本医学放射線学会，日本胸部外科学会，他編：肺血栓塞栓症および深部静脈血栓症の診断，治療，予防に関するガイドライン（2017年改訂版）．2018：74-76. http://www.j-circ.or.jp/guideline/pdf/JCS2017_ito_h.pdf（2019.4.10. アクセス）
3) 日本整形外科学会診療ガイドライン委員会，日本整形外科学会症候性静脈血栓塞栓症予防ガイドライン策定委員会編：日本整形外科学会症候性静脈血栓塞栓症予防ガイドライン．南江堂，東京，2017：11-17.
4) 日本骨折治療学会編：骨折に伴う静脈血栓塞栓症エビデンスブック．全日本病院出版会，東京，2010：17.

8 周術期②深部静脈血栓症（DVT）

Q102 弾性ストッキングや間欠的空気圧迫法には、どのような効果があるの？

A どちらも下肢を圧迫して、下肢静脈のうっ滞を減少させ、静脈還流を促進することで血栓形成を予防します。

病棟
竹内美香

弾性ストッキングは血流速度を上げる

1. 効果と利点

弾性ストッキング（図1）は、装着することで表在静脈を圧迫して、静脈の総断面積を減少させ、深部血流速度を加速させます。さらに、深部静脈の拡大を防ぎ、血流速度を上げることで血栓形成を予防します。出血などの合併症がなく、簡易で経済的という利点があります。

2. 看護のポイント

適切なサイズのストッキングを選択し、シワやゆるみが生じないように注意して装着します。シワがあると、圧迫による皮膚障害や血流の阻害、腓骨神経麻痺を生じるなどの可能性があります。

3. 使用上の注意点

閉塞性動脈硬化症や、うっ血性心不全による肺水腫がある場合は、血行障害を増悪させてしまうことがあるため、弾性ストッキングを使用しないよう考慮する必要があります。使用できない場合は、足関節の**底背屈自動運動**（→ Q103 ）を促し、血栓発生予防を行います。

図1　弾性ストッキング（一例）

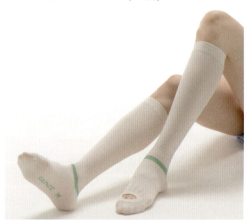

● レッグサイエンス
（写真提供：日本メディカルネクスト株式会社）

間欠的空気圧迫法は静脈の還流を促進させる

1. 効果と利点

間欠的空気圧迫法（intermittent pneumatic compression：IPC）は、下肢に巻いたカフに機械を用いて間欠的に空気を注入して、下肢を圧迫マッサージすることで、静脈の還流を促進させます。

主に足底部に巻き付けるタイプ（フットポンプタイプ）と、下腿部に巻き付けるタイプ

（カーフポンプタイプ）があります。

弾性ストッキングと比較すると、間欠的空気圧迫法のほうが、より高い予防効果を得られるとされています。

2. 看護のポイント

圧迫による神経麻痺や皮膚障害の危険性があるため、正しい圧で装着し、定期的な観察を行うことが大切です。

また、常時装着しているため、圧迫や振動、アラーム音による睡眠障害や、装着による不快感や拘束感を訴える場合もあります。1日に数時間だけカフを外して足の自動運動を促したり、日中に足浴などを行い気分転換を図るなど、できるだけ苦痛を軽減するようなケアを行います。

適切に行うためには、患者さんの協力が不可欠となるため、必要性をきちんと説明し、理解を得て使用します。

3. 使用上の注意点

下肢に腫脹がある場合や、長期臥床により血栓形成が疑われる場合などは、原則として使用しません。深部静脈血栓症（DVT）を発症していた場合、血栓を遊離させて、肺血栓塞栓症（PTE）を誘発させてしまう危険性があるためです。

文献
1) 日本循環器学会，日本医学放射線学会，日本胸部外科学会，他編：肺血栓塞栓症および深部静脈血栓症の診断，治療，予防に関するガイドライン（2017年改訂版）. 2018：70-71. http://www.j-circ.or.jp/guideline/pdf/JCS2017_ito_h.pdf（2019.4.10. アクセス）
2) 日本整形外科学会診療ガイドライン委員会，日本整形外科学会症候性静脈血栓塞栓症予防ガイドライン策定委員会編：日本整形外科学会症候性静脈血栓塞栓症予防ガイドライン. 南江堂，東京，2017：20-22.
3) 眞島任史：弾性ストッキングにはどんな効果があるの？. 整形外科看護 2017；22（10）：31-32.
4) 眞島任史：間欠的圧迫法にはどんな効果があるの？. 整形外科看護 2017；22（10）：33-35.

8 周術期② 深部静脈血栓症（DVT）

Q103 術後のVTEを予防するための運動には、どのようなものがあるの？

A 術前および術直後から実施できる足関節の底背屈自動運動（底背屈運動）があります。術後の早期離床・早期荷重は静脈還流を促進するので、VTE予防には重要です。

病棟
久木元貢

ベッド上でも、1時間ごとに底背屈運動を取り入れたい

術後の静脈血栓塞栓症（VTE）は、初回離床時や初回歩行時などに起こりやすいといわれています。これは、長時間臥床していた状態から急に起き上がって歩くことで、下肢の血流がよくなり、血栓が移動しやすくなるためです。

静脈の還流動態の特徴として、筋収縮時には下腿内静脈や深部静脈は圧迫され、血液は中枢に勢いよく押し出されます。逆に、筋弛緩時には筋肉の圧力が解除され、末梢からの血液を吸い込みます。

術直後の不動な状態下においても、底背屈運動（図1）を取り入れることによって、常に安定した下肢の血流速が得られます。安静時の血流速に比べ、底背屈運動時は平均6.33倍の血流速となる[1]との報告もあります。継続時間は5分以上10分以内が望ましく、角度は20～30°程度を維持することで、筋肉のポンプ作用が増し、血栓形成の減弱が期待できます。

底背屈運動は間欠的空気圧迫法や弾性ストッキング着用と比較して、VTE予防にすぐれているといわれています。術後の創痛な

図1 足関節の底背屈自動運動

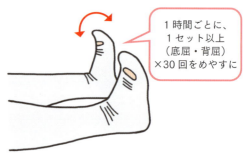

1時間ごとに、1セット以上（底屈・背屈）×30回をめやすに

- 足関節の底屈・背屈は反動をつけずにゆっくり行う
- 就寝時を除き、1時間あたり1セット（底屈と背屈）×30回（5～6分程度）以上をめやすに行う
- それぞれ5秒ほど同じ位置を保つようにすると、より効果的

どによって自身で行えない場合などは、看護師が他動的に実施します。弾性ストッキングの着用や床上での下肢挙上、関節運動、セルフマッサージなどを促していくことは、VTE予防の効果を高めます。

文献
1) 石井正次, 川路博之, 浜崎充：DVT予防のための大腿静脈流速からみた血流改善の比較. Hip Joint 2001；27：557-559.
2) 俵由美子, 松本睦子, 島谷智彦：足関節自動運動および間欠的空気圧迫法による運動が循環動態に及ぼす影響. 広島国際大学看護ジャーナル 2016；14：31-43.
3) 青田洋一, 齋藤知行, 森田啓之, 他：深部静脈血栓症を予防するためのCPMを駆使した椅子の開発. 科研費22500511, 2013.

8　周術期③麻酔看護

Q104 全身麻酔って何?

A 手術侵襲に対し、麻酔薬によって痛みを感じないようにすることです。

手術室

猪股ひとみ

全身麻酔は投与法により2種類ある

全身麻酔には、①意識の消失、②無痛、③筋弛緩、④有害反射の抑制の4要素が必要[1]とされており、患者さんの状況や手術内容にあわせて、麻酔薬や鎮痛薬、筋弛緩薬、鎮静薬などの薬剤を組みあわせて使用していきます。

意識を消失させるためには以下の2種類の麻酔方法があり、場合により神経ブロックなどの鎮痛を併用することもあります。

1. 吸入麻酔

吸入麻酔薬（セボフルラン、デスフルランなど）を気道から吸入することで、肺胞から血中に取り込み、脳に達することで麻酔作用を得る方法です（図1-①、②）。

2. 静脈麻酔

静脈麻酔とは、静脈麻酔薬（プロポフォールなど、図1-③）を静脈から血中に取り込み、脳に達することで麻酔作用を得る方法です。静脈麻酔には鎮痛作用はほぼないため、レミフェンタニル塩酸塩などのオピオイドを併用することが多いです。

プロポフォール使用時の注意点として、妊婦への胎盤通過性や、重篤な感染症（防腐剤を使用していない脂肪乳剤のため）が起こるリスクが挙げられます。

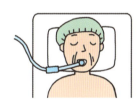

図1　全身麻酔に用いる薬剤（一例）

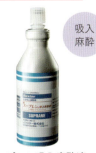

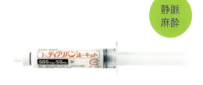

● セボフレン® 吸入麻酔液（丸石製薬株式会社）
● スープレン吸入麻酔液（バクスター株式会社）
● 1％ディプリバン® 注-キット（アスペンジャパン株式会社）

悪心・嘔吐や咽頭痛など、合併症にも注意

リスクの発生には、患者、医師、術式、麻酔法、麻酔薬、環境、心理的要因、社会的要因といった、さまざまな因子が関与する[2]とされています。

全身麻酔の主な合併症として、喉頭展開や気管挿管時の咽頭痛や喉頭痛、嗄声、歯牙欠損、口唇裂傷などがあり、術後は悪心・嘔吐が高頻度で生じます。まれな合併症として、麻酔薬のアレルギーや周術期肺血栓塞栓症、悪性高熱症があります。

周術期の看護では、手術そのもの以外のリスクをアセスメントすることも必要です。当院では、全身麻酔下による手術を受けるすべての患者さんに対して、手術室看護師の術前訪問を実施しており、術前の情報収集に努めています。

また、周術期スタッフとの**ブリーフィング**（事前に目的や役割を確認すること）や**タイムアウト**（一斉に手を止めて確認作業のみを行うこと）がリスク回避につながります。

文献
1) 日本麻酔科学会・周術期管理チーム委員会編：周術期管理チームテキスト第3版. 日本麻酔科学会, 神戸, 2016：423.
2) 日本麻酔科学会・周術期管理チーム委員会編：周術期管理チームテキスト第3版. 日本麻酔科学会, 神戸, 2016：415.
3) 草柳かほる, 久保田由美子, 峯川美弥子編：ナーシング・プロフェッション・シリーズ 手術看護 術前術後をつなげる術中看護. 医歯薬出版, 東京, 2011：47-55.

8 周術期③麻酔看護

Q105 麻酔チャートはどのようにみるの？

A 手術室内でのイベントや、麻酔に伴うバイタルサイン変動、投与薬剤、輸液や出血などの水分バランスをみます。

手術室
猪股ひとみ

麻酔チャートをみれば、術中の患者状態が時系列でわかる

麻酔チャート（図1）とは、患者さんの状態を把握するための術中麻酔記録です。血圧、脈拍、体温、酸素飽和度、投与薬剤、薬剤投与量、輸液、輸血、水分バランスなどが表示され、手術室内でのイベントや手術体位を時系列で把握することができます。自動記録システム（図2）が導入されている場合は、これらがリアルタイムで自動計算され表示されます。

日本麻酔科学会の安全な麻酔のためのモニター指針では、「現場に麻酔を担当する医師が居て、絶え間なく看視すること」[1]とともに、表1に示す看視を勧告しています。これらのモニタリングを反映しているのが麻酔チャートです。

図1 麻酔チャート（一例）

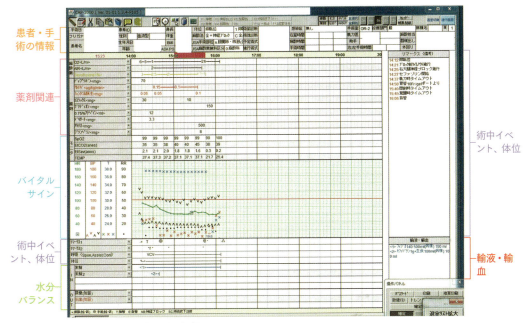

● 患者状態や術中イベントが時系列で把握できる

継続看護を行い、術後のリスクを回避する

手術室内で起こったことは、術中記録をみれば確認できることも多くあります。しかし、術後は疼痛や呼吸、循環の変動、嘔吐、低体温のリスクなど、バイタルサインが不安定な時期です。帰室直後から対応が必要な内容は、記録だけでなく口頭でも伝達することでリスク回避につながるため[2]、適切な申し送りをするにはスタッフ間での情報共有が大切です。

文献

1) 日本麻酔科学会：安全な麻酔のためのモニター指針, 2014.
http://www.anesth.or.jp/guide/pdf/monitor3.pdf
（2019.4.10. アクセス）
2) 妹尾安子：手術室と病棟の連携はここが大切！オペナーシング 2018；33（4）：77.
3) 讃岐美智義：声に出して読む麻酔チャート―術中の呼吸循環変動を考察する―. Cardiovasc Anesth 2011；15（suppl）：155-155.
4) 日本麻酔科学会・周術期管理チーム委員会編：周術期管理チームテキスト第3版. 日本麻酔科学会, 神戸, 2016.

図2　麻酔器の自動記録システム

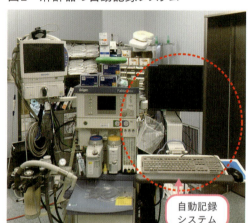

自動記録システム

表1　麻酔中のモニター指針

酸素化	皮膚、粘膜、血液の色、パルスオキシメータの装着
換気	胸郭や呼吸バッグの動きおよび呼吸音、全身麻酔中ではカプノメータの装着
循環	心電図モニター、血圧測定（原則として5分間隔で測定し、必要時は頻回）、心音、動脈の触診、動脈波形または脈拍のいずれか1つを監視
体温	体温測定を行う

そのほか必要に応じて、筋弛緩モニター、脳波モニターなど

これらの点を看視する

日本麻酔科学会：安全な麻酔のためのモニター指針, 2014. http://www.anesth.or.jp/guide/pdf/monitor3.pdf（2019.4.10. アクセス）より引用

8 周術期③麻酔看護

Q106 気道確保が困難な患者さんには、どのように対応するの？

A マスク換気が不能な場合は、2人法やエアウェイを使用します。気管挿管が困難な場合や、気道閉塞のリスクがある場合は、ビデオ喉頭鏡などを用いて迅速に挿管を実施します。

手術室
猪股ひとみ

全身麻酔における気道確保の方法は3つ

全身麻酔のほとんどは呼吸抑制作用をもち、気道反射を抑制・消失させ、のど（咽頭）が詰まる（上気道閉塞）ため、気道確保は麻酔において最も重要な手技の1つ[1]とされています。方法として、以下の3つが行われています。

1. フェイスマスク
主に、麻酔導入時に行う方法です。上気道閉塞と誤嚥が起こりやすく、マスク周辺から呼吸ガスが漏れやすいのが弱点です。

2. 声門上器具
口腔、咽頭あるいは食道上部に器具を挿入して換気を行う方法です（図1）。喉頭けいれんなどで声門が閉鎖すると換気ができないこと、口腔内に逆流してきた胃内容物の誤嚥を防ぐことができないのが弱点です。

3. 気管挿管
経口的または経鼻的にチューブを気管内に挿入する確実な気道確保法で、誤嚥を防ぐこともできます。チューブを気管内に挿入するため、声門や気管を損傷するリスクがあります。

図1　声門上器具（一例）

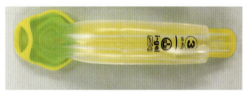

● インターサージカル i-gel®

気道確保困難を防ぐため、術前のリスク評価が重要

気道確保困難とは、①マスク換気困難、②声門上器具挿入困難、③喉頭展開困難、④気管挿管困難、⑤外科的気道確保困難が主なものとして挙げられます[2]。

全身麻酔導入後に換気も挿管も不能な状態（can-not intubate, can-not ventilate：CICV）は、短時間で低酸素血症に陥ります。CICVの場合、緊急気管切開・穿刺が必要になることもあり、術前でのリスク評価が重要です。そのため、フェイスマスク換気と直視型喉頭鏡での喉頭展開の両方が困難と予測される危険因子（表1）[2]を、情報収集する必要があります。

表1　CICVの危険因子

- Mallampati分類クラスⅢあるいはⅣ
- 頸部放射線照射後、頸部腫瘤
- 男性
- 短い頤・甲状軟骨間距離
- 歯牙の存在
- BMI 30kg/m^{2}以上
- 46歳以上
- アゴひげの存在
- 太い首
- 睡眠時無呼吸症候群の診断
- 頸椎の不安定性や可動域制限
- 下顎の前方移動制限

Japanese Society of Anesthesiologists. JSA airway management guideline 2014：to improve the safety of induction of anesthesia. *J Anesth* 2014；28（4）：482-493.

気道確保困難時は、鏡視下で挿管を実施する

1. ビデオ喉頭鏡

ビデオ喉頭鏡（①McGRATH™ MAC、②エアウェイスコープ、図2）とは、声門、咽頭などがビデオ画像で表示される器具で、頭頸部の伸展、屈曲が少なく済むことが利点です。

2. 気管支鏡

気道内を目視で確認しながら、スコープの先端の角度を調整して気管内に進めることができます。

図2　ビデオ喉頭鏡（一例）

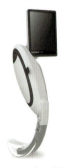

- McGRATH™ MAC ビデオ喉頭鏡
  （コヴィディエンジャパン株式会社）

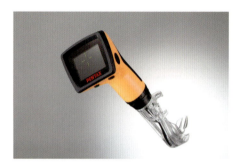

- エアウェイスコープ　AWS-S200NK
  （日本光電工業株式会社）

文献
1) 日草柳かほる，久保田由美子，峯川美弥子編：ナーシング・プロフェッション・シリーズ　手術看護　術前術後をつなげる術中看護．医歯薬出版，東京，2011：13.
2) 日本麻酔科学会：気道管理ガイドライン2014.
http://www.anesth.or.jp/guide（2019.4.10. アクセス）
3) 日本麻酔科学会・周術期管理チーム委員会（編）：周術期管理チームテキスト第3版．日本麻酔科学会，神戸，2016：211-234, 346-349.

8 周術期③麻酔看護

Q107 全身麻酔の合併症には、どのようなものがあるの?

A 最も頻度が高いのは悪心・嘔吐(PONV)で、20〜30%に生じます[1]。そのほか、シバリング・咽頭痛・歯牙損傷などがあり、まれに悪性高熱・アナフィラキシー・肺血栓塞栓症なども起こります。

手術室
大野啓子

高頻度の悪心・嘔吐はリスクをふまえて予防する

術後の悪心・嘔吐(postoperative nausea and vomiting:PONV)は、術中のオピオイドの使用や揮発性吸入麻酔薬、手術時間などによって誘発されます[2]。表1に示すような危険因子が挙げられます。

PONVの予防として、①全身麻酔を避けて区域麻酔(硬膜外麻酔、脊椎麻酔、神経ブロックなど)を選択する、②導入と維持にプロポフォールを使用する、③亜酸化窒素を避ける、④吸入麻酔を避ける、⑤術中・術後のオピオイドの使用を減らす、⑥十分な輸液、などが推奨されています。また、積極的な制吐薬の投与がよいともいわれています[1]。全身麻酔の既往があれば、PONVの有無を確認し、あった場合は麻酔医と相談し、予防策を講じることが大切です。

シバリング、咽頭痛などその他の合併症にも注意

シバリングは麻酔覚醒時に起こる不随意の振戦(ふるえ)で、体温が下がったときに筋肉を細かく収縮させることで熱を発生させて体温を保とうとする生理的メカニズムです。

表1　PONVの危険因子(Apfelスコア)

❶ オピオイド鎮痛薬の使用
❷ 女性であること
❸ 非喫煙者であること
❹ 乗り物酔い・動揺症・PONVの既往

Apfel CC, Läärä E, Koivuranta M, et al. A simplified risk score for predicting postoperative nausea and vomiting:conclusions from cross-validations between two centers. *Anesthesiology* 1999;91:693-700.

咽頭痛は、挿管の際、喉頭鏡ブレードの操作や気管チューブ挿入時の外力が原因で起こります。

歯牙損傷は、喉頭展開時操作のみならず、マスク換気や覚醒時、抜管時にも起こります。

まれな合併症として、**悪性高熱**(10万人に1〜2人の発症)や麻酔薬に対する**アナフィラキシーショック**(1〜2万人に1人の発症)、**肺塞栓症**(1万人に2〜3人の発症)などがあります[3]。

文献
1) 角田奈美, 堤保夫, 田中克哉:術後嘔気・嘔吐の最前線. 臨床麻酔 2016;40(4):573-581.
2) 中塚逸央:麻酔にまつわる略語・慣用語一覧. 整形外科看護 2015;20(7):51-53.
3) 小林桂朗:全身麻酔のQ&A. 整形外科看護 2015;20(7):24.

8 周術期④感染予防

Q108 術前の清潔保持はどのようにしているの?

A 手術の前日に、通常の石けんを用いたシャワー浴や入浴を行います。

感染対策室
佐藤慶一

少なくとも手術の前日にはシャワー浴を行う

待機的手術を受ける患者さんは、クリニカルパスのもと手術の前日に入院します。そのため、入院当日中にシャワー浴を行うよう説明しています。

シャワー浴や入浴は、皮膚の汚れを物理的に除去することを目的としており、清潔の保持、ひいては皮膚切開部の消毒効果を高めることを期待しています。したがって、**手術部位感染（SSI）**を予防するうえで、好ましい行動と考えられます。

一方で、術前のシャワー浴や入浴の適切なタイミングについては、現在のところ、科学的根拠に基づく勧告がなされていません。米国疾病管理予防センター（Centers for Disease Control and Prevention：CDC）が公開したSSI予防ガイドラインにおいては、3編の介入研究（総症例数1,443例）の結果から妥協点を見いだせず、未解決問題とされています[1]。

洗浄剤は通常の石けんでよい

身体用の洗浄剤について、抗菌性製剤と非抗菌性製剤でSSI予防効果を比較した統合分析（4編の介入研究を統合、総症例数7,791例）では、その効果に差がみられませんでし

図1　抗菌性製剤vs非抗菌性製剤でみるSSI発生率

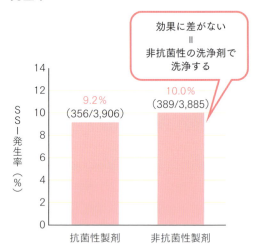

Webster J, Osborne S. Preoperative bathing or showering with skin antiseptics to prevent surgical infection. *Cochrane Database Syst Rev* 2015；2：CD004985.

た（リスク比0.91、95％信頼区間0.80～1.04）（図1）[2]。これをふまえ、非抗菌性製剤でも差し支えないと判断しています。

洗浄剤にかかる経費の面でも、費用対効果の観点から、非抗菌性製剤が選択されます。

文献
1) Berríos-Torres SI, Umscheid CA, Bratzler DW, et al. Centers for Disease Control and Prevention Guideline for the Prevention of Surgical Site Infection, 2017. *JAMA Surg* 2017；152：784-791.
2) Webster J, Osborne S. Preoperative bathing or showering with skin antiseptics to prevent surgical infection. *Cochrane Database Syst Rev* 2015；2：CD004985.

8 周術期④感染予防

Q109 手術中、器械出し看護師が担う感染対策ってどのようなこと？

A 「確実な滅菌物の提供」と「針刺し切創防止」です。

感染対策室
佐藤慶一

手術器械や診療材料の滅菌状態を確認する

　手術部位感染（SSI）は、手術部位が微生物汚染を受けることで発生します。したがって、術野で使用する器械や診療材料については、滅菌状態を確認したうえで提供しなければなりません[1]。

　使用前には、無菌性保管期間内であるかを確認するとともに、滅菌包装の破綻や滅菌物の破損・変形の有無について確認します。さらに、化学的インジケータ（滅菌物がきちんと滅菌工程を得たか確認できるテープなど、図1）や生物学的インジケータ（滅菌法に対して強い抵抗性をもつ細菌が死滅したことを確認できるシステム、図2）により、滅菌条件の達成状況についても確認します。

　手術中においては、手術野への微生物の媒介を防ぐため、無菌操作を厳密に守ることが求められます。滅菌物が不潔になった場合や疑われる場合には、すみやかに交換します。

　器械出し業務は手術に直接かかわるため、SSIの防止において重要な役割を担っています。

図1　化学的インジケータ（一例）
● 滅菌工程を得たか否かを色の変化で判定する

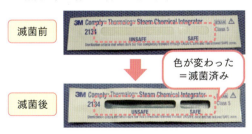

図2　生物学的インジケータ（一例）
● 滅菌法に抵抗性をもつ細菌の死滅を判定する

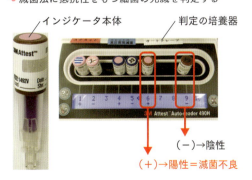

図3 ハンズフリー実施の有無と縫合針10万本使用あたりの針刺し発生件数（n＝68施設）

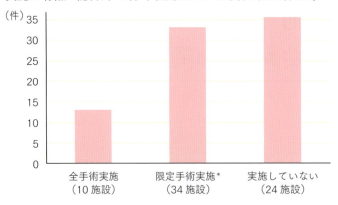

＊限定手術実施：
・特定の手術のみ実施（21施設）
・感染症が特定できる、あるいは未検査の手術のみに実施（4施設）
・感染症が特定できる手術のみ実施している（9施設）

職業感染制御研究会エピネット日本版サーベイランスワーキンググループ：エピネット日本版および施設調査（JES2015まで）のデータ分析から見える手術室における針刺し，切創の課題．2015：7．より許諾を得て転載

対策を取り入れて、針刺し切創防止に努める

　手術中は鋭利器材を扱うことが多く、その受け渡しの際には、針刺し切創の危険性が高まります。対策として、針刺し防止針などの安全器材の採用に加え、**ハンズフリーテクニック**を導入することも有用です（図3）[2]。これは、鋭利器材を直接受け渡さず、ニュートラルゾーンと呼ばれる中間受け渡し区域を介して間接的に受け渡すものです。

文献

1) 日本手術医学会：手術医療の実践ガイドライン（改訂版）．手術医学 2013；34（suppl）．http://jaom.kenkyuukai.jp/information/information_detail.asp?id＝59767（2019.4.10．アクセス）

2) 職業感染制御研究会エピネット日本版サーベイランスワーキンググループ：エピネット日本版および施設調査（JES2015まで）のデータ分析から見える手術室における針刺し，切創の課題，2015．http://jrgoicp.umin.ac.jp/index_jes2015.html（2019.4.10．アクセス）

8 周術期④感染予防

Q110 入院中の創部管理はどのようにしているの？

A 各疾患で処置方法が違いますが、創部の感染徴候がないか観察を行いながら処置します。

手術室
品川良太

感染に注意して、疾患別に処置を行う

米国疾病管理予防センター（CDC）において、一次縫合創の上皮化は24〜48時間以内に完了する[1]としており、それまでは創部の閉鎖環境を保ち、術後1日目から疾患別に創部処置を実施します（図1、表1）。

必要以上の消毒を行うことで上皮化形成を阻害し、治癒過程を遅延してしまう可能性があります。しかし、創部からの出血や滲出液の出現などで処置が必要とされる場合には、皮膚消毒を行い処置します。そのため、入院中は感染徴候（発赤・腫脹・熱感・疼痛）の注意深い観察が必要です。

文献
1) Mangram AJ, Horan TC, Pearson ML, et al. Guideline for Prevention of Surgical Site Infection,1999. *Am J Infect Control* 1999；27（2）：97-132.
2) 佐藤慶一：THA・TKA術後の感染対策の実際 船橋整形外科病院の場合．整形外科看護 2017；22（1）：53-57.

図1　術後における疾患別創部管理の実際

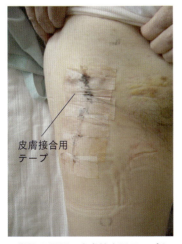

THA後
皮膚接合用テープ
● 術後2日目：皮膚接合用テープを貼付中

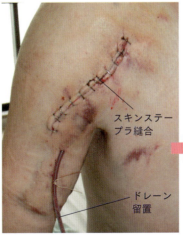

RSA後
スキンステープラ縫合
ドレーン留置
● 術当日：ドレーン留置＋スキンステープラ縫合

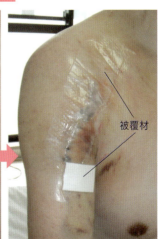

被覆材
● 術後3日目：被覆材貼付

表1　当院における入院中の疾患別創部管理方法

		手術時	術後1日目	術後2日目	術後3日目	術後4日目	術後7日目	術後8日目
股関節（THA）		皮下埋没縫合、皮膚接合用テープ貼付 創部ガーゼ保護、弾性包帯による圧迫固定 ドレーン非留置	ガーゼ被覆一時終了、創部観察後、再度ガーゼ被覆	創部被覆終了 シャワー浴許可 退院指導				
膝関節	（TKA）	皮膚スキンステープラ縫合、創傷被覆材貼付 創部ガーゼ保護、弾性包帯による圧迫固定 ドレーン非留置	→		ガーゼ被覆終了	創部確認後、シャワー浴許可 退院指導		
	（HTO）	創部ガーゼ保護、弾性包帯による圧迫固定 ドレーン留置	被覆材貼付 弾性包帯による圧迫固定 ドレーン抜去 抜去部ガーゼ被覆	ストッキネット固定 抜去部被覆材貼付 シャワー浴許可	→		抜糸もしくは抜鈎 創部ガーゼ被覆	創部被覆終了
	膝関節鏡（ACLR）	皮膚縫合もしくはスキンステープラ縫合 創部ガーゼ保護 ドレーン留置	被覆材貼付 ドレーン抜去 抜去部被覆材貼付		シャワー浴許可		抜糸もしくは抜鈎 創部ガーゼ被覆	創部被覆終了
	膝関節鏡（半月板修復）	皮膚縫合もしくはスキンステープラ縫合 創部ガーゼ保護、弾性包帯による圧迫固定 ドレーン非留置	被覆材貼付 弾性包帯による圧迫固定 退院指導					
肩関節	肩関節鏡（腱板修復）	皮膚縫合 創部ガーゼ保護、テープによる圧迫固定 ドレーン非留置	被覆材貼付　シャワー浴許可	退院指導				
	肩関節鏡（バンカート修復）肘関節鏡		被覆材貼付 シャワー浴許可 退院指導					
	（TSA）	皮膚スキンステープラ縫合 創部ガーゼ保護、弾性包帯による圧迫固定 ドレーン非留置	被覆材貼付	シャワー浴許可	退院指導			
	（RSA）	皮膚スキンステープラ縫合 創部ガーゼ保護、弾性包帯による圧迫固定 ドレーン留置	→ →	被覆材貼付 ドレーン抜去 抜去部ガーゼ被覆	シャワー浴許可 退院指導 ドレーン抜去部被覆材貼付			
脊椎		皮下埋没縫合、創傷被覆材貼付 創部ガーゼ保護、テープによる圧迫固定 ドレーン留置	→ ドレーン抜去（留置期間は出血量等による）抜去部ガーゼ被覆	皮膚接合用テープ・被覆材貼付もしくは 創部被覆終了 ドレーン抜去部皮膚接合用テープもしくは 創部被覆終了	シャワー浴許可（創部の状態による）退院指導			
骨折		皮膚縫合もしくはスキンステープラ縫合 創部ガーゼ保護、テープによる圧迫固定 ドレーン非留置	被覆材貼付 シャワー浴許可 退院指導					

2019年4月現在

8 周術期④感染予防

Q111 剃毛って必要なの？

A 剃毛は手術部位感染（SSI）の危険性を増大させます。体毛が手術手技に影響する場合は、除毛を行います。

感染対策室
佐藤慶一

ガイドラインでは剃毛しないことを勧告

皮膚には常在菌が付着しており、洗浄・消毒しても完全に取り除くことはできません。剃毛した場合、皮膚表面に微細な切創をつくり、そこに常在菌が付着・増殖して、かえってSSIの危険性を増大させます。

世界保健機関（World Health Organization：WHO）が公開したSSI予防ガイドラインでは、「手術を受ける患者の体毛を除去してはならない」としたうえで、「絶対的に必要な場合には、クリッパーによる除毛を推奨する」としています。加えて、「いかなるときであっても、術前か手術室内かにかかわらず、剃毛は強く推奨されない」としています[1]。

体毛の除去方法について、除毛と剃毛でSSI発生状況を比較した統合分析（4編の介入研究を統合、総症例数1,614例）では、除毛の有用性が明らかとなっています（オッズ比0.51、95％信頼区間0.29〜0.91）（図1）[2]。

除毛の必要性について、SSI予防の観点のみで、一概に"体毛処理は不要"とするのではなく、手術手技をふまえたうえで、皮膚切開部の体毛の量・縫合の適用などによって検討される必要があります。

図1 除毛vs剃毛でみるSSI発生率

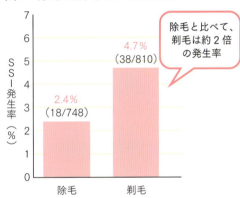

除毛と比べて、剃毛は約2倍の発生率

WHO Surgical Site infection Prevention Guidelines Web Appendix 7. Summary of a systematic review on the effectiveness and optimal method of hair removal.

文献
1) Global guidelines for the prevention of surgical site infection. Geneva：World Health Organization；2016. Available from：http://www.who.int/gpsc/global-guidelines-web.pdf.（2019.4.10. アクセス）
2) WHO Surgical Site infection Prevention Guidelines Web Appendix 7 Summary of a systematic review on the effectiveness and optimal method of hair removal. Geneva：World Health Organization；2016. Available from：https://www.who.int/gpsc/appendix7.pdf.（2019.4.10. アクセス）

本書に登場する主な略語②

略語	フルスペル	和訳
O		
OA	osteoarthritis	変形性膝関節症
OPLL	ossification of posterior longitudinal ligament	後縦靱帯骨化症
OWHTO	open wedge HTO	開大式高位脛骨骨切り術
OYL	ossification of yellow ligament	黄色靱帯骨化症
P		
PA	posterior approach	後方進入法（THA）
PCL	posterior cruciate ligament	後十字靱帯
PE	pulmonary embolism	肺塞栓症
PLA	poster lateral approach	後側方進入法（THA）
PLIF	posterior lumbar interbody fusion	後方進入椎体固定術
PONV	postoperative nausea and vomiting	術後の悪心・嘔吐
PTE	pulmonary thromboembolism	肺血栓塞栓症
PVP	percutaneous vertebroplasty	経皮的椎体形成術
PWB	partial-weight-bearing	部分荷重
R		
RA	rheumatoid arthritis	関節リウマチ
ROM	range of motion	関節可動域
RSA	reverse shoulder arthroplasty	リバース型人工肩関節置換術
S		
SAB	subacromial bursa	肩峰下滑液包
SERM	selective estrogen receptor modulator	選択的エストロゲン受容体モジュレーター
SLAP	superior labrum anterior and posterior	上方関節唇
SSI	surgical site infection	手術部位感染
T		
TCVO	tibial condylar valgus osteotomy	脛骨顆外反骨切り術
THA	total hip arthroplasty	人工股関節全置換術
TKA	total knee arthroplasty	人工膝関節全置換術
TLIF	transforaminal lumbar interbody fusion	経椎間孔進入椎体間固定術
TSA	total shoulder arthroplasty	人工肩関節全置換術
tsDMARD	targeted synthetic disease-modifying antirheumatic drugs	分子標的合成リウマチ薬
T2T	treat to target	目標達成に向けた治療
U		
UKA	unicompartmental knee arthroplasty	人工膝単顆置換術
V		
VTE	venous thromboembolism	静脈血栓塞栓症

9

その他

9 その他

Q112 V.A.C.®療法って、どのような治療なの？ 看護のポイントは？

A 局所陰圧閉鎖療法（NPWT）の1つです。創傷表面をフィルムで被覆して密封し、湿潤環境にした状態で吸引し陰圧をかけることで創傷治癒を促進します。

病棟
松本桐子

難治性の創傷、潰瘍に対する新しい治療法

1. V.A.C.®療法とは

V.A.C.®（vacuum assisted closure）療法（図1）は、褥瘡・難治性潰瘍・離開創部などに対し、湿潤環境のなかで持続的に陰圧をかけることによって、滲出液・壊死組織・細菌の除去や浮腫軽減、圧刺激による創床血流促進・肉芽形成を促進させる**局所陰圧閉鎖療法**（negative pressure wound therapy：NPWT）の1つです。

2. NPWTの方法

創傷部位の壊死組織を除去後、創傷部位の形状にあわせて多孔式スポンジをトリミングして乗せます。被覆材（フィルム）で覆い、穴を開けてチューブに通し、吸引ポンプを取り付けて適切な圧力を設定し陰圧をかけます（図1）。V.A.C.®治療システム（図2-①）のほかにRENASYS®創傷治療システム（図2-②）があり、現在では最長で4週間保険適用になります。

また、洗浄液の周期的自動注入機能をともなった局所陰圧閉鎖療法（negative pressure wound therapy with instillation and dwelling：NPWTi-d、図3）というV.A.C.®療法と洗浄の併用療法も行われるようになってきています。

NPWT施行中は、治療継続できるよう観察（表1）

フィルムの剥がれやチューブ類のゆるみなどにより適切な陰圧がかからない場合は、

図1　V.A.C.®療法のイメージ

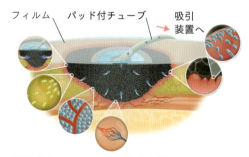

フィルム　パッド付チューブ　吸引装置へ

治療方法
❶創傷部位の壊死組織を除去後、創傷部位の形状にあわせてフォーム（多孔式スポンジ）をトリミングして乗せる
❷フィルムで覆い、穴を開けてパッド付チューブを通し、吸引ポンプ装置を取り付ける
❸適切な圧力を設定し、陰圧をかける

（画像提供：ケーシーアイ株式会社）

図2　局所陰圧閉鎖療法（NPWT）の装置（一例）

① V.A.C.® 治療システム

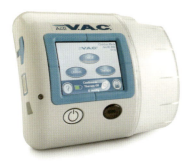

● ACTIV.A.C.® 型陰圧維持管理装置
（ケーシーアイ株式会社）

② RENASYS® 創傷治療システム

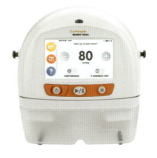

● RENASYS® TOUCH 陰圧維持管理装置
（スミス・アンド・ネフュー株式会社）

図3　洗浄液の周期的自動注入機能をともなった局所陰圧閉鎖療法の装置（一例）

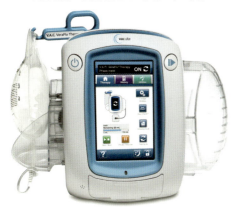

● V.A.C.® ベラフロ治療（洗浄液の周期的自動注入機能をともなった局所陰圧閉鎖療法）もできる V.A.C. ULTA® 型陰圧維持管理装置
（ケーシーアイ株式会社）

表1　NPWT中に行いたい主な看護ケア

バッテリー切れの防止	ベッドサイドでは常に充電し、離床時はバッテリー残量を確認する
リークアラームの対応	すぐにリーク箇所を点検し、フィルムでリーク部位を塞ぐ
チューブ閉塞アラームの対応	クランプやねじれを確認、排液がチューブ内で固まり閉塞している場合はチューブを交換する
装置の作動確認	設定された治療が適切に継続されているか、機器の画面を定期的に確認
被覆材の交換	通常、スポンジやフィルムは48～72時間ごとの交換が推奨されている。交換時は、創部の状態を観察し、記録する
経過の評価	創傷の状態を観察、局所の写真で記録し、治療の経過を評価する

「リークアラーム」が鳴ります。すぐにリーク箇所を点検してフィルムで覆い、リーク部位を塞ぐ必要があります。

「チューブ閉塞アラーム」が鳴った場合は、クランプやチューブのねじれがないか確認し、排液がチューブ内で固まり閉塞している場合はチューブの交換が必要です。

設定した治療が継続されているか、吸引ポンプ装置の画面を確認します。

装置のバッテリー切れで治療が途切れることのないように、ベッドサイドでは充電を行い、離床時はバッテリー残量を確認します。

スポンジやフィルムは48～72時間ごとの交換が推奨されています。

創傷部位の状態を観察し、局所の写真で経過を記録に残し、治療の経過を評価します。

文献
1) 馬場香子，石黒匡史：当科における局所陰圧閉鎖療法．Negative Pressure Wound Therapy (NPWT) 107例の検討．日職災害医誌 2017；65：89-95．
2) 波利井清紀監修：局所陰圧閉鎖療法V.A.C.ATS治療システム実践マニュアル．克誠堂出版，東京，2011．
3) 井野康，守永圭吾，髙橋長弘，他：創内持続陰圧洗浄療法と局所陰圧閉鎖療法との組み合わせ治療の有用性について．創傷 2013；4（3）：163-169．

9 その他

Q113 蜂窩織炎って何？

A 皮膚の表皮から細菌が侵入し、真皮から皮下組織に細菌感染が起こった化膿性炎症です。炎症が起きた表皮を顕微鏡で見ると、蜂の巣のように見えることに由来します。

外来
平川公子

常在菌による感染で発症、発赤、腫脹、疼痛などが起こる

1. 原因

蜂窩織炎の発症（図1）は、大きく分けて、①皮膚からの細菌侵入によるものと、②身体の免疫機能の低下により、侵入菌が活性化して発症するものがあります。

細菌の侵入経路は、汗孔、汗腺、毛孔、虫刺され・擦り傷・動物による傷などです。そのほか、アトピー性皮膚炎などの皮膚の乾燥、皮膚湿疹、伝染性膿痂疹（とびひ）、白癬などで脆弱になった表皮、真皮があります。

整形外科を受診する患者さんでよくみられるのは、転倒による擦過傷・打撲による皮下血腫などから生じる感染などです。既往に糖尿病などがある場合や睡眠不足、疲労など体調不良時にも感染を誘発します。

感染は主に下肢、特に膝下に最も多く発症します。原因となる細菌は、溶連菌と黄色ブドウ球菌などの常在菌が多いです。

2. 症状

感染部の発赤、腫脹、疼痛です。その他、発熱、悪寒、戦慄、関節痛、倦怠感などの全身症状を伴うことがあります。

皮膚組織の壊死により、水疱や表皮剥離などが起き、潰瘍を形成する場合もあります。

3. 検査

一般的には血液検査を行い、白血球やCRPの数値を確認します。症状の改善がみられない場合は、血液培養検査などを行います。

抗菌による薬物療法を行う

一般的な治療は、局所の切開排膿、抗菌薬の経口投与または点滴治療を行います。

主な看護のポイントを表1に示します。

蜂窩織炎を一度発症した患者さんでは、再発する場合があります。再発した際には患部を清潔に保ち、早期に皮膚科や整形外科を受診するように説明します。

また、蜂窩織炎に類似した疾患に痛風があります。これは、採血で尿酸値の検査を行うことで診断できます。

図1 蜂窩織炎の発症イメージ

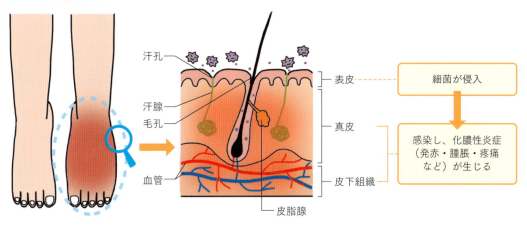

文献
1) 川村辰吉：20皮膚科疾患．福井次矢，髙木誠，小室一成総編集，今日の治療指針2017年版，医学書院，東京，2017：1212．
2) 山崎修：XI皮膚科疾患．門脇孝，小室一成，宮地良樹監修，診療ガイドラインUP-TO-DATE 2016-2017，メディカルレビュー社，大阪，2016：682-683．
3) 金森啓太：蜂窩織炎インタビュー．窪田満監修，メディカルノート，2016．
https://medicalnote.jp/contents/160729-003-KA （2019.4.10．アクセス）
4) Dhar AD：14．皮膚疾患/皮膚細菌症．MDSマニュアル プロフェッショナル版，2013．
https://www.msdmanuals.com/ja-jp/ （2019.4.10．アクセス）

表1 蜂窩織炎の主な看護ポイント

❶内服薬を自己中断しないよう説明する
❷症状が軽快するまでは、安静が望ましいことを伝える
❸患部の熱感などに対して、症状の緩和につながる場合はアイシングを行う
❹状態にもよるが、しばらく入浴は避けてシャワー浴のみとし、創部の対応を指導する
❺症状の軽快後も、既往に皮膚疾患や糖尿病などがある場合は、基礎疾患の治療を継続するように指導する

9 その他

Q114 アキレス腱が切れるのはどのようなとき？診断はどのようにするの？

A 若年者や30〜50歳代においてはスポーツやレクリエーション時、高齢者では日常生活行動のなかでの受傷が多いです。徒手的検査で診断されます。

外来

平川公子

着地動作などで起こり、つま先立ちができなくなる

1. 原因

スポーツやレクリエーション時の踏み込みや、ダッシュ、ジャンプなどの動作で、下腿三頭筋が急激に収縮した後、着地動作などで急に筋肉が伸ばされた状況で発生します。日常生活では、転倒、階段の踏み外しなどで多く発生します。

踵骨から近位3〜5cm程度が断裂の好発部です。この部位は血行が悪いため、腱の退行性変性（老化現象）が要因と考えられます。

2. 症状

断裂時は瞬時に激痛を感じるのではなく、「ふくらはぎをバットで叩かれた」「ボールが当たった」などの感覚表現や、「パチン」「プチン」といった腱断裂の自覚を表現される場合が多いです。その後、疼痛が生じ、歩行困難を訴え来院します。

3. 診断

アキレス腱断裂の徴候は、表1、図1に示す徒手検査でほぼ診断できます。確定診断には、超音波やMRIによる画像検査を行います。

表1　アキレス腱断裂の徒手検査

❶アキレス腱のレリーフ（起伏）が消失し、断裂部の陥凹（Delle）を触知できる
❷つま先立ちが不可能
❸自然底屈位→腹臥位で膝を90°屈曲すると、健側の足関節は軽度底屈（屈曲）するが、患側は底屈できない
❹トンプソン（Thompson）テスト（図1）

図1　トンプソンテスト

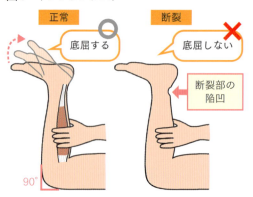

● 腹臥位で膝関節屈曲90°として下腿三頭筋の筋腹をつかむと、健側は足関節が底屈するが、患側では底屈できない

文献
1) 中村利孝，松野丈夫監修：標準整形外科学　第13版. 医学書院，東京，2017：750-751，880.
2) 船橋整形外科病院看護部：まるっとわかる整形外科　外来看護ポケットマニュアル. メディカ出版，大阪，2013：86-87.
3) 細川智也，玉木宏史，佐藤謙次：アキレス腱断裂の機能解剖学的病態把握と理学療法. 理学療法 2013：31：151-152.

9 その他

Q115 体外衝撃波治療って、どのような治療なの？

衝撃波とは音速を超える高出力の音波で、波源が出す衝撃を利用しています。痛みのある部分に照射することで、痛みを取り除いたり、組織修復を誘導する治療です。

外来

山口典子

難治性の筋・腱付着部障害に適応できる低リスクの治療法

1. 作用機序

病変部で痛みを感知する自由神経終末を変性させるとともに、疼痛伝達物質を減少させて中枢への疼痛伝導を抑制します。また、患部に血管新生を誘導し、組織修復を促進させると考えられています。

2. 適応

消炎鎮痛薬・局所注射・理学療法・装具療法などを、6か月以上施行しても効果がみられない場合に適応となります。またスポーツ選手においては、リスクが少なく症状を軽減することが求められるため有用な治療と考えられています。

適応疾患（国際衝撃波治療学会による）は以下のとおりです。

> 足底腱膜炎、アキレス腱炎、アキレス腱付着部炎、膝蓋腱炎、上腕骨外側上顆炎、内側上顆炎、内側側副靱帯損傷、石灰沈着性腱板炎、偽関節、疲労骨折、早期の離断性骨軟骨炎、早期の骨壊死

3. 治療

病変部に医師が直接照射します（図1）。治療中は痛みを感じますが、がまんできる範

図1　病変部への体外衝撃波治療

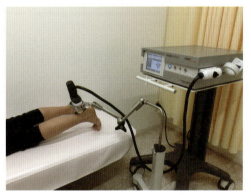

- 1クール（3か月）に1回〜数回を医師の判断で実施する（施設により方針は異なる）
- 治療時間は約15分程度で、外来通院で治療できる

囲で進めていきます。治療後すぐに歩行可能です。

副作用として、発赤、皮下出血、腫脹、一過性の疼痛増強（数日〜数週間の場合もある）などがありますが、重篤な副作用は認められていません。

文献
1) 髙橋謙二，土屋明弘，髙橋憲正，他：下肢スポーツ腱付着部障害に対する体外衝撃波治療．整・災外 2016；59（6）：651-659.

9 その他

Q116 ばね指、手根管症候群って何？

A ばね指とは、指にある屈筋腱と腱鞘の間で炎症が起こり、進行してばね現象が生じたものをいいます。手根管症候群とは、正中神経が手根管で圧迫された状態のことです。

外来
浅見美穂

指に引っ掛かり感が出るばね指

1. 病態・症状

指の基部で指を曲げる腱（屈筋腱）と、それを包む鞘（腱鞘）との炎症により生じます（図1）。炎症が進み、腱鞘が肥厚、腱が肥大すると、通過障害を起こして症状が悪化します。

50～60歳代、更年期以降と妊娠・出産期の女性、糖尿病、関節リウマチ、透析患者、手の使いすぎやスポーツ愛好家、指を多く使う仕事の人に多くみられます。母指（第1指）、次いで中指（第3指）、環指（第4指）に多く生じます。

症状は、指の基部の圧痛とばね様の引っ掛かり感で始まり、進行すると指の屈曲・伸展時に疼痛を訴え、断発現象が現れます。

2. 治療

治療方法は、①局所の安静とストレッチ（消炎鎮痛薬の内服および外用併用）、②ステロイドと局所麻酔薬の腱鞘内注射、③局所麻酔下で狭窄部の腱鞘切開術があります。

①、②の保存療法で症状が治まった場合でも、数か月～数年後に症状が再発することがありますが、手術療法を行った場合には再発することはありません。

図1 ばね指

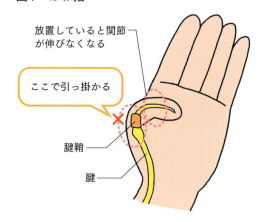

放置していると関節が伸びなくなる
ここで引っ掛かる
腱鞘
腱

しびれ・痛みを起こす手根管症候群

1. 病態・症状

正中神経が、手関節にある手根管というトンネルで圧迫された状態で、手首の運動が重なって正中神経低位麻痺を生じます（図2）。突発性が多く原因不明とされ、女性では妊娠・出産期と更年期が発症のピークです。手の過度な使用、手関節骨折、脱臼、変形の後遺症、腫瘍、関節リウマチによる滑膜炎、透析患者などでも生じます。

症状は示指（第2指）、中指を中心に、しびれ、痛みなど正中神経麻痺による感覚障害が現れます。しびれは環指、母指に及ぶこと

図2 手根管症候群

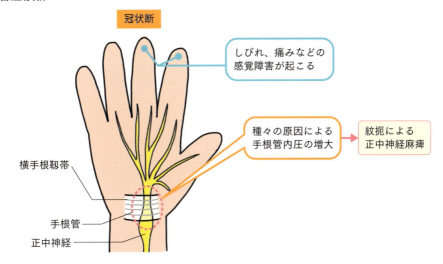

図3 手根管症候群で行われる検査

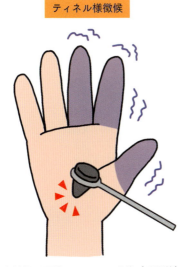

- 正中神経が圧迫されている手首（手関節）を叩くと、しびれ、痛みが指先に響く

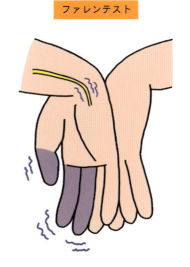

- 手関節を屈曲させた状態で手をあわせて、しばらくすると症状が悪化する

もあります。

2. 診断・治療

診断は自覚症状、ティネル（Tinel）様徴候、ファレン（Phalen）テスト、筋電図の所見によります（図3）。

治療として、①鎮痛薬、ビタミンB_{12}などの内服、②装具やシーネを用いた局所の安静、③ステロイド注射、④手術などを行います。

文献

1) 船橋整形外科病院看護部：まるっとわかる整形外科 外来看護ポケットマニュアル．メディカ出版，大阪，2013；84-85，117-119．

索　引

和文

あ

アイシング	39, 147
アキレス腱断裂	216
アスピリン喘息	186
アセトアミノフェン	186
アライメント	24, 114, 135

い

胃潰瘍	187
一期的両側THA	10
いつのまにか骨折	164
インピンジメント	70, 73
インプラント	4, 11, 87

う

ウィルヒョウの3要素	192
烏口上腕靱帯	79

え

腋窩神経麻痺	143
腋下パッド	152
円背	163
円板状半月	34

お

欧州リウマチ学会（EULAR）	176
オピオイド	121

か

外側側副靱帯	32
開大式高位脛骨骨切り術（OWHTO）	57
介達牽引	153
外転枕	22
海綿骨	128
化学的インジケータ	205
カクテル療法	37
下腿骨	139
下腿骨折	139
肩関節	66
——鏡視下手術	94
顎骨壊死	167
滑膜	2, 43
——炎	45, 179
——骨軟骨腫症	88
——切除術	46, 180

——ヒダ	63
カルシトニン製剤	167
間欠的空気圧迫法（IPC）	194
間欠跛行	117
寛骨臼	2
関節液	43, 49
関節窩	81
関節可動域（ROM）	37
関節拘縮	45, 150
関節唇	77, 81
関節水腫	43
関節線維症	49
関節注射	76
関節内血腫	51
関節ねずみ	88
関節包	79
関節遊離体	45, 88
関節リウマチ（RA）	176
関節裂隙	2
完全免荷（NWB）	52, 143

き

偽関節	29
気管挿管	201
気胸	148
偽性麻痺肩	84
ぎっくり腰	124
気道確保	201
ギプス固定	129, 140, 150
臼蓋	2
急性腰痛症	124
吸入麻酔	197
胸鎖関節	66
鏡視下腱板修復術（ARCR）	71
鏡視下石灰摘出術	73
鏡視下病巣掻爬術	69
胸椎	98
局所陰圧閉鎖療法（NPWT）	212
局所麻酔	59
——中毒	125
——薬浸潤法	121
虚血性骨壊死	155
禁忌肢位	19, 22
筋区画症候群	58
金属アレルギー	25
筋肉痛	16

く

靴下着脱動作	19

グリップ	152
クリニカルパス	204

け

脛骨	32
頸椎	98
——カラー	122
——手術	112
——症	112
——症性神経根症	101
——症性脊髄症	101
——椎間板ヘルニア	112
血胸	148
血腫	115
血栓	190, 196
牽引	29, 153
肩甲骨	66
——関節窩	79
肩甲上腕関節	66
肩鎖関節	66
腱鞘	218
原発性骨粗鬆症	170
腱板	66
——修復術	71
——疎部縫縮術	79
——断裂	66, 70, 76
肩峰下滑液包炎	74
肩峰下滑液包内注射	72

こ

抗RANKL抗体薬	167
高位脛骨骨切り術（HTO）	57
抗凝固薬	188
抗血栓薬	188
後十字靱帯	32
——再建術	33
後縦靱帯骨化症（OPLL）	101
拘縮	75
抗スクレロスチンモノクローナル抗体製剤	168
後方除圧術	102
後方除圧固定術	102
後方進入法（PA）	8
硬膜外血腫	115
硬膜外ブロック	98, 125
股関節	2
五十肩	74
骨延長	154
骨吸収	160

骨棘	33, 69
骨切り術	3
骨形成	160
骨質	128
骨髄腔	128
骨髄刺激	45
骨性バンカート損傷	77
骨折	128, 163
骨接合術	3
骨セメント	110
骨粗鬆症	160, 161, 165
骨代謝	165
骨膜	128
骨密度	160, 173
骨癒合	139, 147, 157
——遅延	56
——不全	29
骨リモデリング	160
コレス骨折	131
コンパートメント症候群	58, 129, 150

さ

鎖骨	66
——骨折	133
——バンド	133
三角布	133

し

シーネ	129
——固定	140, 150
自家骨軟骨柱移植術	45, 89
歯牙損傷	203
自己血貯血	13
自己血輸血	15
自己注射	182
持続皮下注射	59
支柱付き装具	54
膝蓋骨	32
膝関節	32
——鏡視下手術	45
膝周囲骨切り術（AKO）	33, 55
膝靱帯損傷	33
シバリング	203
しびれ	117, 121, 150
脂肪塊	11
斜角筋間ブロック	94
尺骨	68
——神経障害	95
十字靱帯	32
従来型合成抗リウマチ薬（csDMARD）	181
手根管症候群	132, 218
手術部位感染（SSI）	185, 204, 209

腫脹	37, 51, 150
出血回収式自己血輸血	13, 15
術後外側ヒンジ骨折	56
術後脱臼	22
術後疼痛	16, 141
術中出血量	85
循環障害	150
上橈尺関節	68
静脈血栓塞栓症（VTE）	4, 190, 193, 196
静脈麻酔	197
上腕骨	66, 68
——頭	70, 79, 81
上腕二頭筋長頭筋腱	81
——炎	74
褥瘡	153
神経根ブロック	125
神経刺激症状	125
神経麻痺	92, 150
人工関節	4, 28
人工肩関節全置換術（TSA）	83, 85, 87
人工股関節全置換術（THA）	3, 5
人工骨	112
——頭置換術（BHA）	3, 5
人工膝関節全置換術（TKA）	33, 35
人工膝単顆置換術（UKA）	33
深部静脈血栓症（DVT）	36, 155, 190, 195

す

スーチャーアンカー	71, 78
髄液	43
——漏	115, 116
髄核	98, 108
髄内釘固定	135, 140
スキンステープラ	207
スクリュー	135, 136
ステロイドカバー	184, 189
スミス骨折	131

せ

清潔保持	204
脆弱性骨折	163
正中神経	218
——損傷	132
生物学的インジケータ	205
声門上器具	201
脊柱管	98
脊柱後弯	164
脊椎	98
——圧迫骨折	100
——手術後疼痛症候群（FBSS）	121

石灰性腱板炎	72
セメントステム	11
セメントレスステム	11
線維輪	98
全荷重	52
仙骨	98
前十字靱帯（ACL）	32
——再建術（ACLR）	33
——損傷	45, 47
全身麻酔	184, 197
前方進入法（DAA）	4, 7

そ

創外固定	140, 154
創部管理	207
創部痛	16
側副靱帯	32
——再建術	33
ソフトカラー	114

た

ターニケット	37
退院指導	41
体外衝撃波治療	73, 217
大腿骨	3, 30, 32
——遠位骨切り術（DFO）	58
——近位部骨折	170
——頸部骨折	5, 29
——転子部骨折	29
——頭	2
——頭壊死症	3, 5
——内顆骨壊死症	56
大腿神経ブロック	34, 36, 59
タイムアウト	198
脱臼	22
タナ障害	63
弾性ストッキング	19, 194

ち

超音波骨折治療器	157
直達牽引	153
貯血式自己血輸血	14, 15

つ

椎間板	98
椎弓	98
椎孔	98
椎体	98
——圧迫骨折	110
——骨折	163, 170

て

低髄圧症状	116, 125
ティネル様徴候	219

底背屈自動運動 …… 19, 194, 196	ヒアルロン酸ナトリウム …… 76	滅菌 …… 205
剃毛 …… 209	皮下水腫 …… 94	メトトレキサート …… 181
低用量ピル …… 188	尾骨 …… 98	
デルマトーム …… 106	腓骨神経麻痺 …… 60, 153, 194	

や・ゆ

膝崩れ …… 34, 54	夜間痛 …… 75, 76
肘関節 …… 68	遊離体摘出術 …… 45, 88

と

凍結肩 …… 74	――形成術 …… 69	輸血 …… 13
橈骨 …… 68	皮質骨 …… 128	

よ

――遠位端骨折 …… 131	非ステロイド抗炎症薬（NSAIDs）	腰椎 …… 98
疼痛管理 …… 16, 59, 94, 121, 141	…… 59	――コルセット …… 122
徒手整復 …… 147	ビスホスホネート製剤 …… 167	――椎間板症 …… 98
トラックバンド …… 153	皮膚損傷 …… 150	――椎間板ヘルニア …… 98, 108
トラネキサム酸 …… 13, 37, 86	皮膚分節 …… 106	――椎体間固定術 …… 104
ドリリング …… 45	ヒルサックス損傷 …… 79	――変性すべり症 …… 100, 102
ドレーン …… 37, 51, 87, 115, 116	貧血 …… 21	腰痛 …… 24
――クランプ法 …… 37		腰背部痛 …… 163, 164
トンプソンテスト …… 216		腰部脊柱管狭窄症 …… 98, 102

ふ

ら・り・る

	ファレンテスト …… 219	ラグスクリュー法 …… 136

な

内固定 …… 154	フィラデルフィアカラー …… 114	リーミング …… 6
内側型変形性膝関節症 …… 55	フェイスマスク …… 201	離断性骨軟骨炎 …… 34, 45, 68, 88, 89
内側側副靱帯 …… 32	副甲状腺ホルモン（PTH）薬 …… 167	リバース型人工肩関節置換術
軟骨損傷 …… 34	服薬支援 …… 168	（RSA）…… 83, 85, 87
軟骨片固定 …… 45	部分荷重（PWB）…… 52, 143	量的超音波測定法（QUS）…… 165
	ブリーフィング …… 198	

に・ぬ・ね・の

れ・ろ

	プレート …… 135	
ニーブレス …… 60	――固定 …… 133, 135, 140	冷罨法 …… 39, 147
	分子標的合成リウマチ薬	レンプリサージ …… 79

は

	（tsDMARD）…… 181	ロコモティブシンドローム …… 163
排液量 …… 116		肋骨骨折 …… 148

へ

わ

肺血栓塞栓症（PTE）…… 36, 190, 195	米国リウマチ学会（ACR）…… 176	若木骨折 …… 131
肺塞栓症（PE）…… 110, 190	閉鎖式高位脛骨骨切り術	腕尺関節 …… 68
肺損傷 …… 148	（CWHTO）…… 57	腕神経叢 …… 92
ハイブリッド式高位脛骨骨切り術	ヘパリン療法 …… 184	――ブロック …… 78, 92
（Hybrid CWHTO）…… 58	変形性肩関節症 …… 68	腕橈関節 …… 68
廃用症候群 …… 29	変形性股関節症 …… 3, 5	
ばね指 …… 218	変形性膝関節症（OA）…… 33, 55	
馬尾症候群 …… 119	変形性肘関節症 …… 69	
馬尾神経 …… 119		**欧文**
バルーンカイフォプラスティー		

ほ

A

（BKP）…… 110	ホームエクササイズ …… 42	
バンカート修復術 …… 77	蜂窩織炎 …… 214	ACL …… 32
バンカート損傷 …… 77	膀胱直腸障害 …… 119	ACLR …… 33
半月板 …… 32	紡錘状腫脹 …… 179	ACL損傷 …… 47
――切除術 …… 45	歩行器 …… 122	ACR …… 176
――損傷 …… 34, 45	ポジショニングスクリュー …… 136	ADL …… 3
――縫合術 …… 45	補助具 …… 182	AKO …… 33, 55
ハンズフリーテクニック …… 206		AO法 …… 135

ま・み・む・め・も

パンヌス …… 179		ARCR …… 71
反復性肩関節脱臼 …… 67, 77, 79	マイクロフラクチャー法 …… 45	
反復性脱臼 …… 22	マクロファージ …… 108	
	麻酔チャート …… 199	

ひ

	末梢血管再充塡時間（CRT）…… 150	
ビーチチェア体位 …… 78, 91	松葉杖 …… 143, 152	

B

BHA	3
BKP	110

C

CPM	49
CRT	150
csDMARD	181
CWHTO	57

D

DAA	4, 7
DFO	58
DVT	36, 155, 190, 195

E

EULAR	177

F

FBSS	121
FRAX®	170

H

HTO	57
Hybrid CWHTO	58

I

IPC	194

K

Kellgren-Lawrence 分類	33

N

NPWT	212
NSAIDs	59
NWB	52, 143
NWB 歩行	143

O

OA	33, 55
OPLL	101
OYL	101
OWHTO	57

P

PA	8
PCL 損傷	48
PE	110, 190
PONV	203
pop 音	47, 54
PTE	36, 190, 195
PTH	167
PWB	52, 143
PWB 歩行	143

Q

QUS	165

R

RA	176
RANKL	179
RICE 処置	129, 140
ROM	37
RSA	83, 85, 87

S

SERM	167
SLAP 損傷	81
Snyder 分類	81
SSI	185, 204, 209

T

THA	3, 5
TKA	33, 35
TSA	83, 85, 87
tsDMARD	181

U

UKA	33

V

V.A.C.® 療法	212
VTE	4, 190, 193, 196

Y

YAM 値	161, 165, 170

日ごろの "?" をまとめて解決

整形外科ナースのギモン

2019年6月24日　第1版第1刷発行　　編　著　船橋整形外科病院 看護部

発行者　有賀　洋文

発行所　株式会社 照林社
〒112-0002
東京都文京区小石川2丁目3-23
電　話　03-3815-4921（編集）
　　　　03-5689-7377（営業）
http://www.shorinsha.co.jp/

印刷所　共同印刷株式会社

● 本書に掲載された著作物（記事・写真・イラスト等）の翻訳・複写・転載・データベースへの取り込み、および送信に関する許諾権は、照林社が保有します。
● 本書の無断複写は、著作権法上での例外を除き禁じられています。本書を複写される場合は、事前に許諾を受けてください。また、本書をスキャンしてPDF化するなどの電子化は、私的使用に限り著作権法上認められていますが、代行業者等の第三者による電子データ化および書籍化は、いかなる場合も認められていません。
● 万一、落丁・乱丁などの不良品がございましたら、「制作部」あてにお送りください。送料小社負担にて良品とお取り替えいたします（制作部☎0120-87-1174）。

検印省略（定価はカバーに表示してあります）
ISBN978-4-7965-2465-0
©Funabashiseikeigekabyoinkangobu/2019/Printed in Japan